激光治疗
泌尿外科疾病
你知道多少？

主　编◎吴　忠
副主编◎施国伟　高小峰
　　　　薄隽杰　龚　旻

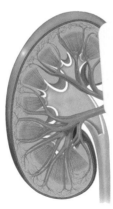

上海科学技术文献出版社
Shanghai Scientific and Technological Literature Press

图书在版编目（CIP）数据

激光治疗泌尿外科疾病：你知道多少？ / 吴忠主编 .
—上海：上海科学技术文献出版社 ,2022
　　ISBN 978-7-5439-8619-0

　　Ⅰ . ①激⋯　Ⅱ . ①吴⋯　Ⅲ . ①泌尿系统疾病—激光疗
法　Ⅳ . ① R690.5

中国版本图书馆 CIP 数据核字 (2022) 第 105191 号

责任编辑：王　珺　詹顺婉
封面设计：留白文化

激光治疗泌尿外科疾病：你知道多少？
JIGUANG ZHILIAO MINIAO WAIKE JIBING: NI ZHIDAO DUOSHAO
吴　忠　主编
出版发行：上海科学技术文献出版社
地　　址：上海市长乐路 746 号
邮政编码：200040
经　　销：全国新华书店
印　　刷：商务印书馆上海印刷有限公司
开　　本：650mm×900mm　1/16
印　　张：14
字　　数：168 000
版　　次：2022 年 7 月第 1 版　2022 年 7 月第 1 次印刷
书　　号：ISBN 978-7-5439-8619-0
定　　价：78.00 元
http://www.sstlp.com

主编简介

　　吴忠，教授、主任医师、医学博士、博士研究生导师，复旦大学泌尿系结石诊疗研究中心主任、复旦大学附属华山医院泌尿外科行政副主任。担任：中华医学会泌尿外科学分会（CUA）国际交流委员会副主任委员，中华医学会激光医学分会常委兼外科与妇产科学组组长，中国光学会激光医学分会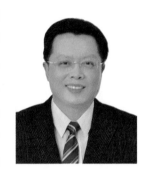常委，中华医学会泌尿外科学分会（CUA）结石学组委员，中国医师协会泌尿外科医师分会（CUDA）结石学组委员，中国泌尿系结石联盟委员，中国研究型医院学会泌尿外科专业委员会委员，中国医师协会内镜医师分会委员，中国医师协会内镜医师分会泌尿腔镜专业委员会委员，国家自然科学基金评审专家，上海市医学会激光医学分会主任委员，上海市医学会泌尿外科学分会副主任委员，上海市医学会泌尿外科学分会结石学组组长，上海市医学会理事，上海市激光治疗质控中心专家委员会委员，国际泌尿外科学会（SIU）教育委员会委员，国际尿石症联盟（IAU）委员，欧洲泌尿外科学会（EAU）会员，美国泌尿外科学会（AUA）会员，《中华泌尿外科杂志》常务编委，《中国微创外科杂志》、《国际泌尿系统杂志》和《上海医学》等杂志的编委。

　　长期致力于泌尿生殖系统肿瘤、泌尿系结石和前列腺增生症等疾病的微创治疗和新技术研究与应用。擅长对泌尿生殖系统肿瘤（前列腺癌、肾癌、膀胱癌等）、泌尿系结石（肾结石、输尿管结石、膀胱结石等）和前列腺增生症等疑难杂症的诊治。率先在国内开展以泌尿系腔内镜和激光为代表的微创技术治疗泌尿系结石、泌尿系统肿瘤和前列腺增生症，尤其擅长应用机器人辅助腹腔镜（达·芬奇机器人手术）、普通腹腔镜、输尿管软镜 / 硬镜、经皮肾镜以及经尿道电切镜和钬激光、铥激光、EMS 激光、龙激光等世界先进技术开展泌尿外科各种微创手术，相关技术达到国际先进和国内领先水平。在以微创技术治疗泌尿生殖系统肿瘤、泌尿系结石和前列腺增生症等方面造诣较深，积累了丰富经验。

先后主持国家自然科学基金、国家科技部"十三五"重大专项子课题、国家卫健委重点临床项目、上海市科委重点项目和上海市科委自然科学基金等研究项目。多次参加 IAU、AUA、EAU、SIU 等国际顶级学术会议和 CUA、CUDA 等全国顶级学术会议，应邀担任大会 Faculty、主持人、主题发言、大会手术演示或手术直播中（英）文主持等。

主编中国第一部泌尿外科激光医学专著《激光医学基础与临床实用手册——泌尿外科分册》。参编有中国泌尿外科学"圣经"之称的《吴阶平泌尿外科学》（2019 版），以及《实用外科学》（第四版、第五版）、《实用泌尿外科和男科学》、《泌尿系结石临床诊断治疗学》等十五部中国权威泌尿外科学专著。作为编委会委员，先后参加了《中国泌尿外科和男科疾病诊断治疗指南》（2014 版、2019 版和 2022 版），《鹿角形肾结石诊疗指南》、《临床诊疗指南（激光医学分册）》、《软性输尿管镜术中国专家共识》、《软性输尿管镜术标准化教程》（中、英文版）等中国权威临床指南的编写和相关诊疗方案的制定。与欧洲、美国等的世界著名泌尿外科专家一起参与了国际合作英文版专著 *Urolithiasis: Basic Science and Clinical*

Practice 的编写。在国外 SCI 收录期刊及国内权威核心期刊发表论著 70 余篇。获国家教育部科技进步二等奖及国家发明专利。2020 年，获上海市医学会泌尿外科和男科分会"风云人物"奖。

2022 年在全球泌尿系结石领域最具影响力的权威学术机构——国际尿石症联盟（IAU）第十一届大会上，荣获"2022 国际尿石症联盟（IAU）突出贡献奖"。

序　一

　　自 20 世纪 70 年代以来，随着激光设备和技术的发展，应用激光治疗泌尿外科疾病已发展成为泌尿外科领域的一门新兴的亚学科，该领域内以激光为核心的各种先进的治疗方法及微创手术技术，不仅使患者免于传统的开放手术的痛苦，还具有创伤小、安全性高、疗效佳和恢复快的优势，具有广阔的发展前景。

　　由于激光治疗是一门新型的微创技术，发展迅速，新的激光设备和激光技术层出不穷，对于激光技术的临床应用特别是激光治疗泌尿外科疾病，普通百姓往往是"一头雾水"或"一知半解"，而临床医师亦由于平时医疗工作的繁忙，对此"一言难尽"，有时也难以向患者详细解释，使得患者对这门新技术知之甚少，缺乏正确的认识和了解，因而常常贻误了最佳治疗时机、未采取最佳治疗方法。加上一些媒体的不恰当宣传，使患者背上了沉重的思想负担，甚至接受了非正规医疗机构不规范的治疗。

　　有鉴于此，上海市医学会激光医学分会主任委员吴忠教授组织上海泌尿外科界临床第一线、在泌尿外科激光治疗领域颇有造诣的专家们，编写了《激光治疗泌尿外科疾病——你知道多少？》这本书，面向大众对泌尿外科疾病激光治疗领域进行了一次全面、系统的科普知识介绍。该书采用问与答的形式，由各大医院泌尿外科激光治疗领域临床经验非常丰富的专家们，深入浅出地讲解患者最为关心的激光治疗泌尿外科疾病所涉及的一些常见问题。既有临床医学对泌尿外科常见疾病发病原因、临床表现、解剖知识、治疗方法和注意事项等方面的重点介绍，体现医学专业深度，更有现代激光技术应用于泌尿外科疾病治疗的基础知识、先进理念和独到经验的展示与分享。内容翔实，具有科学性、先进性，图文并茂，通俗易懂，非常实用。这是一本患者及其家属和广大科普医学爱好者不可多得的好书，也可供激光医学工作者、基层医务工作者、泌尿外科住院医生及医学生等在临床工作中学习参考。

我热忱地向广大读者推荐此书。

中华医学会泌尿外科学分会原副主任委员

上海市医学会泌尿外科学分会原主任委员

上海市激光学会原副理事长

复旦大学附属华山医院原院长

复旦大学泌尿外科研究所名誉所长

张元芳

2022 年 3 月于上海

序　二

　　应吴忠教授邀请为《激光治疗泌尿外科疾病——你知道多少？》一书作序，深感欣慰。

　　自 20 世纪 80 年代开始，激光技术逐渐成为泌尿外科的主要发展方向之一。尤其是近年来，随着激光设备和技术的不断创新与发展，激光作为新的微创手段在泌尿外科疾病的治疗中越来越发挥着非常重要的、不可替代的作用。

　　激光因其固有的特点与物理特性，对泌尿外科疾病的治疗具有创伤小、并发症轻、疗效高和恢复快等优势，故不仅得到了泌尿外科医生的推崇，同时得到了广大患者的青睐。

　　然而，激光技术发展迅速，激光设备种类繁多，一方面，激光治疗所涉及的泌尿外科疾病越来越多；另一方面，可用于治疗不同泌尿外科疾病的激光种类也不一样。为了让大家能够在最短时间内全面了解激光治疗泌尿外科疾病的相关知识，如激光能治疗泌尿外科哪些疾病、激光是如何进行治疗的、激光治疗需要注意哪些问题等，针对这一系列的问题，上海市医学会激光医学分会主任委员吴忠教授邀请了上海泌尿外科界临床第一线、在激光治疗领域颇有造诣的专家们，结合自己丰富的临床实践经验，编写了《激光治疗泌尿外科疾病——你知道多少？》这本科普书籍，内容包含 212 个常见问题，按疾病进行分类，方便读者查找和阅读。采取问与答的形式，深入浅出地介绍了广大读者最为关心的激光治疗泌尿外科疾病所涉及的一系列常见问题，全面、系统，是一本不可多得的关于激光治疗泌尿外科疾病的大众科普知识书籍，内容先进，科学、实用，并配有精美插图，重点突出，语言精练，通俗易懂。

这是一本非常具有实用价值的科普读物，在此我很乐意推荐给泌尿外科疾病患者及其家属和广大医学科普知识爱好者，相信一定开卷有益，同时我认为这本书对基层医务工作者、泌尿外科住院医生及医学生也具有一定的指导意义。

中华医学会激光医学分会主任委员

清华大学附属垂杨柳医院原院长

任龙喜

2022 年 3 月于北京

前　言

　　激光，原称"镭射"，后者是其英文名称"Laser"的音译，相信大家并不陌生，但对于激光治疗泌尿外科疾病，你又知道多少呢？

　　自1992年世界上首次报道钬激光应用于泌尿外科临床以来，随着激光能量装置、激光光纤、泌尿外科腔内镜等设备和激光技术的不断创新与发展，激光与泌尿外科腔内镜有机结合形成的微创技术，像雨后春笋般涌现，并很快在泌尿外科临床得到应用。三十多年来，激光作为泌尿外科的一种新型"手术刀"，不仅广泛应用于泌尿外科常见病、多发病的微创手术治疗，且具有安全性好、创伤小、疗效高、恢复快的独特优势，目前已在泌尿外科疾病微创手术治疗中占据半壁江山。

　　那么大家一定会问：有哪些激光可以治疗泌尿外科疾病？激光可以治疗泌尿外科哪些疾病？激光是如何治疗这些疾病的？激光治疗泌尿外科疾病有哪些特色和优势？激光治疗前需要做哪些准备，术后需要注意哪些事项？等等。为了回答大家关心的、有关激光治疗泌尿外科疾病方面的诸多问题，有必要为大家介绍激光治疗泌尿外科疾病的一系列科普知识。为此，我们邀请了上海市医学会激光医学分会泌尿外科学组的委员，他们都是各大医院泌尿外科临床第一线、在泌尿外科激光治疗领域具有丰富经验的专家，在广泛吸收国内外激光治疗泌尿外科疾病的最新技术和最新研究成果的基础上，结合自己丰富的临床实践经验，编写了《激光治疗泌尿外科疾病——你知道多少？》这本书，奉献给广大的读者。

　　本书以问与答的形式编写，内容涵盖了目前正在广泛开展的、适合激光治疗的泌尿外科常见病、多发病，如泌尿系结石、泌尿系统肿瘤、良性前列腺增生症（前列腺肥大）、泌尿道狭窄和男性外生殖器疾病等，以生动通俗的语言、图文并茂的问答形式回答了目前激光治疗泌尿外科疾病所涉及的 212 个常见问题。

第一部分基础篇，主要介绍激光相关基础知识和激光治疗泌尿外科疾病的一些共性问题。第二部分按疾病分类，重点介绍适合激光治疗的各种泌尿外科疾病的相关个性问题，包括该疾病的临床表现，激光治疗的优势、适应证、禁忌证，激光手术术前准备，如何进行激光治疗，激光手术并发症以及术后注意事项等。每一章按疾病进行分类，自成体系，各自独立，读者可以从头到尾按顺序阅读，也可以根据自己所关心的疾病选择性阅读，以方便读者快速、高效查阅相关疾病的知识。

本书适合广大泌尿外科疾病患者及其家属，特别是需要了解激光治疗泌尿外科疾病知识的患者及其家属和注重自我保健的人群，也适合基层泌尿外科医护人员、全科医生、毕业后规范化培训医生、住院医生和医学生等人员学习参考。

值本书出版之际，衷心感谢我的恩师张元芳教授和中华医学会激光医学分会主任委员任龙喜教授在百忙中为本书撰写序言、悉心指教，作为晚辈，我深深感动，备受鼓舞。衷心感谢参与和指导本书编写的各位专家。

由于作者水平有限，书中难免存在缺陷和不足之处，恳请广大读者和专家们批评指正。

本书中作者引用了不少国内外专业书籍、期刊文献、数据图标等，在此向有关作者一并致谢。

吴　忠

2022 年 3 月

CONTENTS 目录

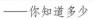

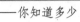

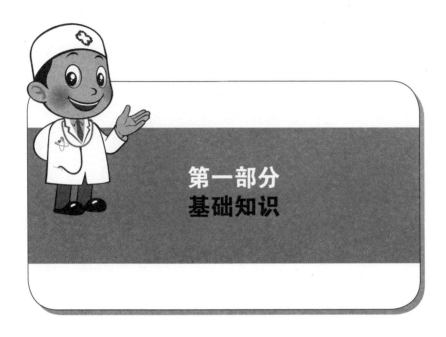

第一部分
基础知识

1. 什么是激光？

光是美好的源泉。我们的生活五彩缤纷，因为有了光；我们能够看清这个灿烂的世界，因为有了光；春天百花齐放，因为有了太阳的温暖与光芒。平时我们看到的阳光是白色的，可是用一只三棱镜对着阳光，却能看见一条七彩的色带。原来阳光的颜色并不纯，是由红、橙、黄、绿、青、蓝、紫七种颜色组成的。那么有没有纯色的光呢？有，那就是激光！什么是激光，激光从何而来？

激光原来的名字叫"镭射"，是它的英文名称"Laser"的音译，意思就是"受激辐射的光放大"。可别小看了这八个字，其中蕴含的科学原理来自开创了现代科学技术新纪元的科学家爱因斯坦的光电理论：在组成物质的原子中，有不同数量的粒子处于不同能级，高能级上的粒子受到激发跃迁到低能级上时会辐射出与激发它的光相同性质的光，而且能出现一个弱光激发出一个强光的现象，这就叫"受激辐射的光放大"。

激光是一种神奇的光，具有奇妙的特点：它的亮度很高，是一种极好的单色光；它定向性好，具有极强的穿透能力，能使击中点被迅速融化而穿透物体。正因为激光具有以上的奇特性能，它被广泛地应用于各种领域。在工业上，激光可用于切割，比如钻石的切割等，还可应用于航天、航海、军事、全息摄影、天气预报等高科技领域。在医学上，激光可以用来代替传统的手术刀进行各种微创手术，如激光治疗泌尿系结石、肿瘤、前列腺肥大等疾病，为人们带来了许多方便。

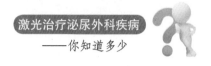
2. 激光在医学中的应用如何?

半个多世纪以来,激光与医学的完美结合绽放出耀眼的光芒,催生了一个新的医学门类——激光医学。该学科发展迅猛,如同雄鹰展翅高飞,其应用不但在基础医学研究领域有重大进展,同时在临床诊断治疗领域也是突飞猛进。

1960年,世界上第一台红宝石激光器横空出世,随后激光就开始应用于医学的基础研究和临床诊断治疗。激光是物质受激辐射产生的一种相干光,它具有方向性好、亮度高、强度大、单色性好、相干性好、偏振性好的特点,这些特点使激光非常适合于疾病的诊断、监测和高精度的定位治疗。激光用来治疗疾病时,主要是利用激光照射人体组织时产生的生物效应,包括热效应、压强效应、光化效应、电磁效应、生物刺激效应等,使得许多疾病的复杂治疗过程变得简单而疗效显著。对生物组织能直接造成不可逆性损伤者称为强激光,不能直接造成不可逆性损伤者称为弱激光。

随着激光技术的进步,激光和医学的结合越来越紧密,形成了包括强激光治疗、弱激光治疗、光动力学治疗和激光诊断的临床诊疗模式。弱激光治疗不再局限于体表的照射,光针穴位照射和血管内照射在临床已普遍应用。强激光手术刀,由表面的切割气化进入内窥镜手术,使患者免受开放手术的痛苦;激光光敏诊断及光动力学治疗为肿瘤的诊治开辟了新的途径;激光角膜成形术、激光血管成形术、激光心肌打孔术成为当前重要的医学研究应用课题。

3. 激光在泌尿外科有哪些应用？

激光技术自诞生起，就很快与泌尿外科结下了不解之缘，在泌尿外科领域，由于腔内泌尿外科和微创泌尿外科发展的需要，激光技术因其安全、高效的特性受到越来越多的关注。目前，激光碎石术是泌尿系结石治疗的标准方法之一。激光前列腺剜除术也正在积累越来越多的临床证据，有成为良性前列腺增生标准治疗方法的趋势。而激光辅助的肾部分切除术、激光膀胱肿瘤切除、激光尿道狭窄切开等激光手术的创新性临床应用，也有了越来越多的探索、得到了越来越多的媒体关注。

具体来说，激光在泌尿外科的应用体现在两个方面：一是"克硬"，二是"吃软"。"克硬"，就是利用激光脉冲发射产生的光声和光热机制效应去击碎尿路中的结石，无论结石是什么成分，有多么坚硬，激光都可以做到"无坚不摧"，让尿路结石"无处遁逃"。"吃软"，就是利用激光的光热效应所产生的软组织切割、汽化、凝固作用去切除泌尿器官中的病变组织，比如增生的前列腺腺体（图1）、膀胱内的肿瘤、尿道狭窄的疤痕组织等等。

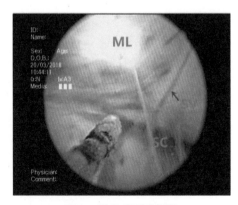

图 1　激光前列腺剜除

4. 哪些激光可以治疗泌尿外科疾病？

自从 1960 年激光发明以来，50 多种激光曾在临床得到应用，多数因为安全因素已经弃用，不过仍然有 10 种（按波长分）左右的激光在临床工作中使用。目前，得益于设备改良、临床需求合理化和术者经验的累积，加之激光技术学习曲线短、疗效可靠的特性，激光治疗已在泌尿外科临床疾病治疗中发挥重要作用。激光的使用贯穿于现代泌尿外科始终，激光设备的使用也愈发普遍。随着科学技术的发展，人们一直在探索激光的更多应用。在众多设备中，钬激光、新型 EMS 脉宽可调激光、绿激光、半导体激光和铥激光等是目前使用最多的激光设备。

（1）钬激光（图 2）原理是通过激发连接于钇铝石榴石晶体上的稀有元素钬产生波长为 2140 nm 的脉冲激光及其瞬间释放的强大能量，能粉碎所有成分的泌尿系结石，是目前较理想的碎石武器，有"碎石之王"的称号。此外，钬激光具有良好的组织切割凝固作用，同时由于其易被水吸收的特性，能量主要为表浅组织吸收并达到较高温度而产生汽化作用，而其热损伤深度小于 0.4 mm。钬激光是目前泌尿外科手术中应用最广的激光，可用于精确的外科止血和切割，并且具有高能脉冲波的特性，可用于治疗前列腺增生、尿路上皮肿瘤和泌尿道狭窄等。

（2）绿激光原理是当钕激光（Nd：YAG）穿过磷酸钛氧钾（KTP）晶体时产生波长为 532 nm（位于可见光谱绿光区域）的脉冲激光，故称绿激光。其能量优先被氧合血红蛋白所吸收，因此有利于血管的凝固和组织的汽化，热损伤深度小于 2 mm。半导体激光波长从 980 nm 到 1470 nm，能量可同时被水和血红蛋白吸收，因此具有良好的止血能力和汽化效果。铥激光是微量元素钇铝石榴石晶体激发产生的连续激光，波长为 1.92 μm 与 2.01 μm，因此常统称为 2 μm 激光。由于其波长接近于水的能量吸收峰值，因而能发挥有效的组织汽化、切割和凝固作用。绿激光和半导体激光常常用于软组织的切割和止血比如前列腺增生的汽化或剜除，膀胱肿瘤的整块剜除，尿道狭窄的切开等。

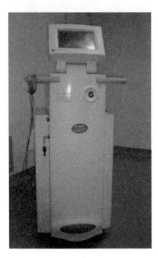

图 2　钬激光设备

（3）新型 EMS 脉宽可调激光（图 3），是目前世界上一种新型的钬激光，脉冲宽度为 150～1500 μs，激光能量分为长脉宽和短脉宽两种模式输出。长脉宽模式一方面主要用于粉末化碎石，适合对不太坚硬结石进行碎裂，可以将结石碎裂成粉末化的细小颗粒，随尿液自行排出体外；另一方面还可以精准切割软组织，并具有良好的止血功能，适用于对输尿管狭窄、肾盏憩室、肾囊肿或输尿管肿瘤、肾盂肿瘤等疾病的微创手术治疗。短脉宽模式主要用于对坚硬结石的碎石，可以将结石碎裂成 3～4 mm 的碎块，再由医生用套石蓝将较大的结石碎块逐一取出体外，后者还可以用于结石成分分析，有利于结石患者预防结石复发。

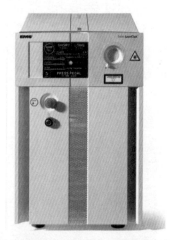

图 3　新型 EMS 脉宽可调激光设备

5. 激光能治疗哪些泌尿外科疾病?

激光的使用贯穿于现代泌尿外科的始终，激光设备的使用也愈发普遍。随着科学技术的发展，人们一直在探索激光的更多应用。在众多设备中，钬激光、半导体激光和铥激光是目前使用最多的工具。根据激光的波长、水吸收度、血红蛋白吸收度和穿透深度不同，激光可以用来碎石、凝固、汽化和剜除。因此激光可以用来治疗泌尿系统许多疾病。

（1）泌尿系结石：激光碎石的原理就是激光产生的能量可使光纤末端与结石之间的水汽化，形成微小的空泡，并将能量传至结石，使结石粉碎成粉末状。所以激光所到之处，结石就会"灰飞烟灭"（图4）。

（2）良性前列腺增生：目前临床常用的几种激光都有汽化、凝固的性能，因此可以用来汽化、切割或者剜除增生的腺体组织。

（3）肿瘤：部分膀胱肿瘤用传统的电切会有膀胱穿孔的危险，由于激光没有电场效应，可以避免此类风险。有些输尿管和肾盂肿瘤由于各种原因不能行根治性切除的时候，柔软的激光光纤可以在软镜的辅助下到达肿瘤所在部位，发挥激光的汽化切割和凝固止血功能，达到去除肿瘤、保留器官的效果。

（4）泌尿道狭窄。

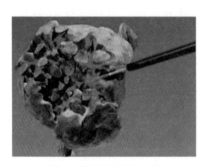

图4　激光碎石示意图

6. 与传统治疗方法相比，激光治疗泌尿外科疾病有哪些优势？

泌尿外科常见疾病的传统治疗方法一般是"手"或"手+电"。

比如：前列腺增生的外科治疗就是用经尿道前列腺电切术，但是有出血多、手术时间长、难以切除大腺体等问题；针对膀胱肿瘤的经尿道膀胱肿瘤电切术，有闭孔反射（电流刺激闭孔神经）导致膀胱穿孔的危险；治疗输尿管上段结石要么开放切开取石，要么采用输尿管镜下气压弹道碎石，前者须在患者腰部开一个大大的切口，对其身体创伤极大，术后恢复慢，后者结石在碎石的过程中很容易被水流冲击到肾脏里，输尿管硬镜就只能望石兴叹了。

激光由于其独到的止血、汽化、爆破功能，在泌尿外科医生手里常化作"屠龙刀"和"倚天剑"。比如前列腺增生的激光手术，不论腺体大小，都可以在不停抗凝药的情况下对病灶进行汽化、切除或者剜除，手术方法灵活多变，出血少，时间短；而对于膀胱肿瘤激光可以行肿瘤的整块切除，由于没有电流的刺激，完全避免了闭孔反射带来的穿孔危险。对于泌尿系最常见疾病尿路结石而言，激光治疗的优势更是多多，已成为泌尿系结石手术治疗的不二选择。首先，其不受结石部位的限制，无论是下尿路的膀胱尿道结石，还是上尿路的肾输尿管结石，皆可用激光治疗。其次，无论结石是什么成分和形状，坚硬的草酸钙结石、单一的胱氨酸结石、混合的感染性结石，在激光面前都不堪一击。

总之，激光凭借自身特点和优势，在泌尿外科得到迅速推广，尤其是在结石、前列腺疾病、肿瘤及泌尿道狭窄患者中的应用更是普遍，具有微创（创伤小）、疗效高、并发症少、住院时间短、恢复快的优点，深受广大患者的欢迎。

第一章
激光治疗泌尿系结石

（一）肾结石

1. 肾结石是如何发生的？

尿液的成分十分复杂，包括多种人体代谢产生的有机物质和无机物质。在某些情况下，形成肾结石的无机物质成分在尿液中的浓度过高，超过了它的溶解度，该成分就会以晶体的形式析出并沉淀下来。就好比一定状态下的一杯水能只溶解有限量的食盐，多余的食盐会重新以晶体形式析出。这种状态被称为"过饱和状态"，是肾结石形成的基础。好在尿液中存在多种抑制结石晶体形成的物质，可阻止过饱和的尿盐析出和结晶形成。而尿石症患者往往由于尿液中的成石抑制物缺乏或活性较低，易导致尿中结晶的形成。结晶形成后，由于较小且结构不稳定，受尿液中饱和度等因素的影响尚可自行溶解。而尿液中的一些微粒可促进结晶聚集形成结石核心，有了稳定的结石核心，结石便可缓慢生长。当结石核心成为大颗粒滞留在肾脏内部无法排出时，结晶将迅速生长，最终形成结石。

肾结石的形成还需有机物质的参与。有机物质作为结石的基质，与无机矿物质有序地结合，二者缺一不可。这就好比混凝土与钢筋结合的结构较单纯的混凝土块更为坚固。基质主要由蛋白质构成，主要来源于坏死脱落的肾细胞的成分、分泌物、细菌等。在结石核心形成后，基质可作为黏结物加固晶体的聚集，形成团块。基质可包围在结晶的表面形成保护膜，防止其溶解。基质还可将晶体团块黏结在尿路上皮表面，使其继续生长。

肾结石的形成，同时伴随着肾细胞受损害的过程。临床上发现，近五分之一的肾结石患者的肾乳头上存在钙盐沉着合并斑块样损伤，称为"兰德尔（Randall）斑"。这一过程为结石核心的形成、晶体的聚集与黏附提供了必要的条件，是含钙结石形成的理想位点。

2. 肾结石的病因有哪些？

（1）外部因素

1）气候与环境：气候与环境和肾结石发病相关。炎热气候下，大量出汗可使人体水分迅速丢失，尿液浓缩，尿中成石物质的浓度升高，容易导致结石的形成。热带、亚热带及中国南方地区结石发病率比较高。

2）饮食习惯：现代人饮食结构中动物蛋白和糖类的比例较高，谷物、蔬菜的摄入量相对较低，导致肾结石发病率逐年上升。高动物蛋白和高糖饮食的人群尿钙水平通常较高，易诱发结石的形成。而以谷物、蔬菜等高膳食纤维食品为主，膳食均衡的人群，则不易得肾结石。我们摄入矿物质元素应适量，摄入过量的食盐或钙剂可增加患肾结石的风险。每日饮水量与肾结石具有明显的相关性，每

日尿量 <1000 ml 可促使尿盐结晶形成，导致结石，而增加饮水量则有助于预防结石。

（2）内部因素

1）泌尿道梗阻：泌尿道梗阻或畸形可导致尿流不畅，尿液中形成的晶体、细小的结石颗粒会滞留于泌尿道中，逐渐发展成结石。肾结石常继发泌尿系感染，而感染也可助长结石的形成，如有些细菌的代谢产物可加速感染性结石的生长。

2）代谢异常：结石由尿中的代谢产物构成，人体代谢产物的转运机制一旦出了问题，易诱发肾结石。肾结石与尿草酸水平过高相关。少数患者存在先天性的草酸代谢异常，幼年时即可罹患严重的结石病。尿草酸水平还受胃肠道吸收功能的影响，严重肠道疾病患者可因消化道吸收过多草酸，导致尿草酸水平升高。肾结石还与尿钙水平密切相关。患者可因肠道吸收、经肾脏排泄过多钙盐而诱发肾结石。尿中尿酸水平过高者可诱发尿酸结石，摄入较多富含嘌呤的食物或体内嘌呤产生过多者更易患肾结石。

3）遗传因素：遗传因素也不容忽视，有结石病家族史者更易患肾结石。现已发现多个可增加肾结石发病风险的"易感基因"，它们主要通过影响肾脏对矿物质盐的正常代谢和降低尿中抑制结石物质的活性导致肾结石的形成。

3. 肾结石有哪些症状？

肾结石的主要症状包括腰部疼痛和血尿等，其程度相对较轻，

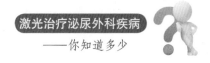

甚至有部分患者长期无明显不适感。如合并感染，可有尿路刺激症状，并可导致寒战、发热等。

（1）疼痛：大多数肾结石患者可有不同程度的腰部疼痛，其程度往往与结石的位置和大小有关。体积较大的结石嵌顿于肾脏内或充满肾脏内的空间，活动度小，故引起的痛感往往较轻微，表现为钝痛或隐痛，部分患者可长期无明显不适症状。小结石在肾脏内活动度较大，位置改变时可引起肾盏或肾盂出口的梗阻，造成肾脏内压力升高而诱发明显的疼痛，即"肾绞痛"。疼痛剧烈，呈阵发性，一般可持续数分钟至数小时，痛极时可伴有恶心、呕吐等消化道症状。

（2）血尿：血尿是肾结石的另一主要症状。血尿程度一般较轻微，肉眼观察尿色可无明显改变，仅在显微镜下观察到较多红细胞，即"镜下血尿"。少部分患者表现为肉眼可见的红色尿液，即"肉眼血尿"。血尿通常是由结石损伤肾盂和输尿管黏膜所导致。血尿通常与疼痛伴发，或发生于疼痛之后。对于部分肾结石患者而言，血尿可以是唯一的临床症状。

（3）排石：少数患者可不定期地自行排出的细小结石，俗称"尿砂"。特别在腰部疼痛和血尿发作时，可在尿中发现混有"砂粒"或小结石。多见于肾多发结石的患者，是肾结石的有力证据。

（4）感染：肾结石与泌尿系感染密切相关。部分肾结石患者可以尿路感染为主要的临床表现。尿路感染相关的症状包括尿频、尿急、尿痛等下尿路刺激症状。全身症状则包括寒战、发热等，严重的肾结石相关的感染甚至可诱发尿脓毒性血症、感染性休克等。因此，在治疗尿路感染时不应忽略肾结石的存在。

4. 什么是肾绞痛?

肾绞痛是肾结石或输尿管结石发作时最常见的临床表现。急性肾绞痛的临床表现一般较为典型,表现为发作性的腰部或上腹部绞痛,疼痛往往十分剧烈。发作时患者表情痛苦,大汗淋漓,辗转反侧,试图找到相对舒服的体位,但往往无济于事。肾绞痛发作时可伴有恶心、呕吐等消化道反应。

结石位于输尿管上段时,一般表现为腰腹部绞痛,并向同侧下腹部放射。结石排入下段输尿管时,疼痛常位于下腹部,并可向同侧腹股沟、会阴区域放射。结石临近膀胱时,可伴有尿频、尿急等膀胱刺激症状。

肾绞痛可以分为三个临床阶段。急性期:典型的发作多发生于夜间和凌晨,能使患者从睡梦中痛醒。持续期:典型的病例一般在发病1~2个小时内达到疼痛高峰,一旦疼痛到达高峰,就趋向持续状态,直至治疗后缓解或待自行缓解。这一时期可持续1~4小时。缓解期:最终疼痛迅速减轻,患者感觉疼痛缓解。

一般认为,肾绞痛的发生是由于结石在肾盂或输尿管内急促移动而引起嵌顿,导致上尿路急性梗阻的发生,被梗阻的输尿管管腔内压力增加而扩张,这些部位的疼痛感受器感受到了这种牵拉,从而引起了剧烈的疼痛。结石造成的梗阻导致肾盂输尿管黏膜水肿、平滑肌缺血,这种损伤使得炎症因子释放增多,进一步加重了痛感。结石造成的输尿管梗阻初期,尿液可经结石与输尿管壁间的缝隙排出,肾脏内压力降低,肾绞痛症状缓解。如输尿管梗阻严重且持续，机体可通过多种调节机制降低肾脏内压力，肾绞痛症状缓解，暂时保护患侧肾功能。值得注意的是，若梗阻长期存在，上述保护肾功能的机制失代偿，肾积水将逐渐加重，最终可进展至肾功能丢失。

5. 得了肾绞痛，应该怎么处理？

出现疑似肾绞痛的症状时，应通过体检和辅助检查尽快明确诊断。肾绞痛发作时，可伴有躯体屈曲，腹肌紧张，患侧肋脊角可有压痛，叩击痛明显。一些常用的影像学检查，如 B 超、X 线和 CT 扫描等，有助于明确诊断。

肾绞痛发作时疼痛通常十分剧烈，难以忍受。明确诊断后，最迫在眉睫的就是止痛。止痛首选的药物是非甾体类镇痛抗炎药，如双氯芬酸钠（扶他林）、吲哚美辛（消炎痛）等。此类药物具有中等程度的镇痛作用，效果显著。如疗效不佳，疼痛持续，可尝试更换止痛作用更强的阿片类镇痛药，包括吗啡、哌替啶、曲马朵等。必要时，阿片类和非甾体类镇痛抗炎药可联合应用，效果更佳。解痉药也是缓解肾绞痛可选择的药物，常用的有阿托品、山莨菪碱等。它们可松弛输尿管的平滑肌，进而改善疼痛。黄体酮可抑制输尿管平滑肌的收缩，缓解痉挛，对促进排石亦具有一定的疗效。此外，α 受体阻滞剂（如坦索罗辛等）对缓解输尿管平滑肌的痉挛、预防肾绞痛复发和促进排石均具有一定作用。

当结石较小，预计可能自行排出时，可予排石治疗。在排石过程中可适当地给予止痛药物，有助于减轻痛苦，增加疗效。当肾绞痛不能被药物缓解或反复发作，结石直径大于 6 mm 预计无法自行排出时，可选择外科治疗措施，包括体外冲击波碎石、输尿管镜下碎石取石等，将结石击碎，以便其顺利排出体外。如患者全身情况不佳，暂时无法接受碎石治疗，则可采用输尿管内支架引流术，可减轻肾脏内的压力，预防肾绞痛的发作。如合并严重感染，也可选择肾穿刺造瘘术引流，减轻肾脏内压力，起到改善症状的作用。

6. 哪些激光可以治疗肾结石?

　　钬激光（Ho∶YAG）是目前众多外科手术用激光中最为常用的一种，相关术式一直以来被认为是泌尿系结石激光治疗的金标准。作为脉冲式激光器，其工作介质是包含在钇铝石榴石晶体中的钬。钬激光波长为 2100 nm，可通过软光纤传送。光纤末端与结石表面的水被汽化，形成空泡，可将能量传至结石，引起结石碎裂。同时水又可以吸收大量的能量，从而减少对周围组织的损伤。

　　钬激光之所以可以安全有效地粉碎所有的泌尿系结石，因为它具有以下特点：①低穿透度。在碎石过程中，由于无电流产生，释放热量极少，组织穿透度≤0.4 mm，以确保在碎石过程中不发生脏器穿孔的危险。②高效能。作为高能脉冲式固体激光，钬激光脉冲持续时间为 0.25 ms，远小于组织的热传导时间（1 ms），瞬间激光的峰值功率高达 10 kW，足以粉碎各种成分的结石。③微创。钬激光采用软光纤传输，光纤可通过内窥镜操作腔道直抵结石，创伤轻，痛苦小且恢复快。④兼顾多种功效。具有切割、汽化及凝固等多种功能。近年来，钬激光技术不断发展，重要的技术不断提

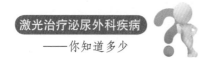

高，包括：功率不断增加，大功率激光最高达到 120 W；频率不断提高，最高达到 80 Hz；脉宽可调激光以及脉冲调制激光技术的出现，大大扩大了钬激光的使用范围。

除了钬激光外，近年来也有报道铥光纤激光（Thulium Fiber Laser，TFL）可用于肾结石的治疗。铥光纤激光不同于钬激光和常用于肿瘤及前列腺领域的铥固态激光（Thulium：YAG laser），它通过直径只有 18 μm 的掺铥石英光纤发生，波长为 1940 nm，更接近组织中水的吸收峰值，吸收系数是波长 2100 nm 的钬激光的 5 倍，对肾结石融石阈值比钬激光降低了 4 倍，可以通过更细的直径仅 50～105 μm 的光纤传导，这种更细的光纤能够提供更好的术中灌注和软镜弯曲度，有助于设计具有更细镜体和工作通道的软镜。在更低脉冲能量、更高脉冲频率、更长脉宽设置下，TFL 可以产生更好的粉末化碎石效果。但目前对于铥光纤激光的研究大多为体外试验，它能否替代钬激光成为新一代碎石激光的标准治疗手段，让我们拭目以待吧！

7. 什么样的肾结石可以用激光治疗？

任何肾结石都可以采用激光将结石击碎排出，但由于激光碎石需要使激光光纤紧密接触结石以达到碎石效果，需要通过输尿管软镜或经皮肾镜到达结石部位并碎石，并在全麻或椎管内麻醉下进行操作，因此，是否适宜采取激光碎石治疗肾结石应考虑以下因素：

（1）结石因素：取决于结石的大小、位置、数目、形态分布及成分。输尿管软镜碎石术（RIRS）适合结石直径 <2 cm 的肾结石，经皮肾镜碎石术（PCNL）适合直径 >2 cm、复杂性、鹿角形的肾结石。此外，还要考虑患者肾脏功能情况，如是否合并肾积水、是否合并尿路畸形、是否存在尿路感染。

（2）患者因素：患者的全身情况，是否存在影响手术的合并症，及患者对于治疗方案的选择，都需要加以考虑。对有严重的心肺疾患、无法耐受麻醉手术者，我们只能保守治疗。对脊柱严重畸形、极度肥胖、无法建立 PCNL 通道者，不能控制的出凝血机制紊乱，RIRS 可以替代 PCNL 达到很好的效果。

但我们相信，随着激光技术和设备的不断更新，在不久的将来，我们可以在局麻下采用激光治疗肾结石，将激光治疗肾结石的范围扩大，直至涵盖所有的肾结石。

8. 与传统的开放性手术相比，激光治疗肾结石有哪些优势?

以往肾结石采取传统的开放性手术治疗，切口大、创伤大、并发症多、恢复时间长，且结石复发率高，给患者带来较大的痛苦和创伤（图 5）。二十多年来，随着微创设备和激光技术的发展，目前微创技术已基本取代了传统的开放性手术。

目前采用微创的激光手术治疗肾结石，包括经皮肾镜碎石术（PCNL）和输尿管软镜碎石术（RIRS）。PCNL 是经 B 超引导下，经皮肾穿刺造瘘所创建的通道，直视下借助激光碎石并取石，以实现去除结石、解除梗阻的一种技术和治疗手段。此方法皮肤切口仅留有 5 mm 大小的疤痕，具有取石成功率高、痛苦小、并发症少、适应症广等优点，是直径 >2 cm、复杂性及鹿角形肾结石的首选治疗方法。RIRS 是采用输尿管软镜，通过尿道、逆行经输尿管到达肾盂处，能够准确探查到肾结石的部位，并通过激光碎石的方法。由于软镜从人体自然通道逆行至肾盂肾盏，没有穿刺通道，相对于经皮肾穿刺碎石具有创伤更小、恢复更快、安全性更佳等优势，是直径 <2 cm 肾结石的首选治疗方法。

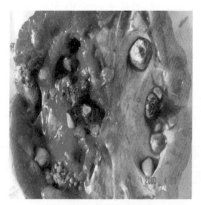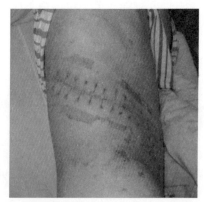

图 5　肾结石伴脓肾情况下，开放切除肾脏的标本及手术切口

9. 体外冲击波碎石是用激光碎石吗？与激光碎石有什么不一样？

自从 20 世纪 80 年代德国学者绍西（Chaussy）发明体外冲击波碎石机以来，泌尿系结石的治疗方法发生了革命性飞跃。由于体外冲击波碎石术（Extracorporeal Shock Wave Lithotripsy，ESWL）相对于传统的手术，无创伤性、费用相对低、碎石效率较高，安全便捷、无须麻醉、并发症少，很快成为泌尿系结石的一线治疗

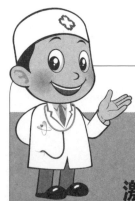

第二部分
激光可以治疗哪些
泌尿外科疾病？

方案。

ESWL 与激光碎石不是一回事。激光碎石的原理是光纤末端与结石表面的水被汽化，形成空泡，将能量传至结石，引起结石碎裂；而 ESWL 是利用体外冲击波经传导、聚焦于结石，将结石击碎的治疗手段。ESWL 的碎石机器（图 6）都有 4 个组成部分：能量源、聚焦系统、定位系统和耦合机。碎石机所产生的冲击波是一种类似于声波的机械震动波，可以在水中传导而几乎没有损耗，由于人体肌肉组织中约 70% 为水分，可充当冲击波的良好传导介质。当冲击波作用于结石时，由于结石与人体组织的含水成分不同，在不同的界面上，就会产生机械应力效应（包括拉力及压力应力），从而使结石碎裂成碎颗粒，并经输尿管排出体外。

正是由于 ESWL 的特点，中华医学会泌尿外科学分会、欧洲泌尿外科学会及美国泌尿外科协学会提出，直径 ≤ 1.5 cm 的输尿管上段结石以及直径 <2 cm 的肾中上盏结石，可推荐 ESWL 作为临床一线治疗方法。但是由于 ESWL 术不像钬激光那样，直接接触结石而粉碎结石，其碎石效果受到很多因素的影响，包括肾积水的程度、肾盂输尿管交界处狭窄与否、结石被周围的组织包裹情况、肾畸形状况、结石成分及硬度、肥胖及耦合适宜度等，并且碎石后也会出现诸如血尿、肾及周围组织器官的损伤、输尿

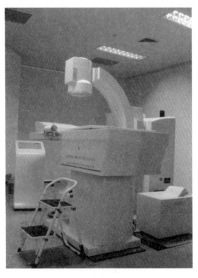

图 6 ESWL 碎石机

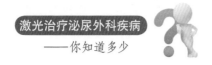

管内碎石堆积（"石街"）形成及感染的并发症，需要引起大家的重视。

10. 激光治疗肾结石会有伤口（切口）吗？

　　激光治疗肾结石主要有 2 种治疗方式：输尿管软镜碎石术（RIRS）即不打洞碎石和经皮肾镜碎石（PNL）即打洞碎石术。RIRS 是通过人体的自然通道，从尿道经膀胱输尿管逆行到达肾盂肾盏，并通过可弯曲激光光纤将肾结石粉碎的治疗手段。这种方法没有任何切口，可谓真正的微创手术。临床上在对肾结石直径 <2 cm 的患者进行治疗时，首选 RIRS。该方式也可用于脊柱严重畸形、极度肥胖，无法建立 PCN 通道，及存在凝血机制紊乱的肾结石患者。PNL 是经 B 超引导，经皮肤穿刺到肾脏结石部位所创建的通道，直视下借助激光碎石并取石，以实现去除结石、解除梗阻的一种治疗手段。此方法虽然比起开放手术来说要微创多了，但终究还是会在患者的皮肤上遗留一个大小约 3～5 mm 的切口疤痕。但针对结石直径 >2 cm、复杂性及鹿角形肾结石的患者，首选 PNL，因为可以大大提高结石的碎石成功率和清石率。所以，针对肾结石患者，我们要根据结石的大小、硬度、是否合并感染，肾脏的解剖结构和患者全身情况等因素，综合考虑是选择打洞激光碎石术还是不打洞激光碎石术。

11. 激光治疗肾结石术前需要做哪些检查？

　　激光治疗肾结石虽然属微创手术，但须在麻醉下实施，需要完善术前的相应检查。所有患者须对血常规、尿常规、凝血功能、尿培养、肝肾功能电解质及血糖等进行实验室检测。术前尿常规异常及发热者，应使用敏感抗生素抗炎，待炎症控制后才能手术；对怀疑肾积脓者，应先引流治疗，控制炎症后二期手术。影像学检查包括 B 超、静脉尿路造影（IVU）及 CT 等检查，其功能在于使医生了解患者肾脏的形态（肾盂肾盏的结构、肾盂肾下盏夹角［IPA］、肾积水程度），肾脏的功能及排泄情况（有无输尿管狭窄、变异），了解结石大小、位置，并通过结石的 CT 值了解结石的硬度。术前还应行同位素肾图检查，以了解肾脏功能的受损程度，为手术的成功施行做好充分的术前准备。

12. 激光治疗肾结石需要住院吗？

　　激光治疗肾结石须在麻醉下实施手术，术前术后均需要观察各项指标，因此需要住院治疗。住院期间，术前通过实验室检查明确有无感染并排除手术禁忌，通过影像学检查诊断明确结石大小和部位、肾功能及形态，据此制定出具体的肾结石治疗方案，并完善术前准备，控制尿路感染。通过对血栓栓塞危险度的评估，在术前建议暂停抗凝、抗血小板药物的使用，或用肝素等替代治疗，以确保手术的安全性。术中须监测麻醉情况、患者的生命体征及相关指标变化。手术后应监测患者的生命体征情况，观察有无感染、发热、出血等情况，发现问题及时处理，待患者病情稳定方可出院。

13. 激光治疗肾结石患者会很痛苦吗？是否需要麻醉？

目前采用激光处理肾结石无论选择经皮肾镜碎石术还是输尿管软镜碎石术，都属于微创手术，都需要通过内窥镜进入患者体内（泌尿系统内），应用激光进行碎石手术。因此激光碎石需要在麻醉下实施，以减少术中的疼痛和不适。目前最常用的麻醉方式是全身麻醉或连续硬膜外麻醉。无论采用哪种手术方式，都能保证在无痛状态下完成手术，且由于是微创手术，创伤小，恢复快，并发症少，避免了以往的开放性手术的痛苦。

14. 激光治疗肾结石是用内镜不打洞好，还是打洞好？

目前，激光治疗肾结石有 2 种方式，有所谓不打洞的输尿管软镜碎石术（RIRS）及打洞的经皮肾镜碎石术（PNL）。

RIRS，利用人体自然腔道泌尿道，不需要在身体上打任何

"洞"，是真正意义上的微创手术。通过输尿管软镜插入泌尿道，将激光光纤引入肾脏内，用激光将肾结石粉碎。适合肾结石直径2 cm以内，或脊柱严重畸形、极度肥胖、无法施行PNL的患者。对于手术经验丰富的泌尿外科医生，针对2～4 cm的肾结石，如果患者不适合行PNL或者不愿意行PNL，也可以行输尿管软镜碎石术。

如患者肾结石直径>2 cm、呈复杂性及鹿角形，应首选PNL。相对于RIRS，PNL可以尽可能将结石打碎并取出，提高了结石的清石率，降低结石的复发。虽然数据表明，PNL术后容易出现出血、感染、血胸、肠管损伤等并发症，尤其是穿刺通道的大出血是严重的并发症，需要通过血管造影并栓塞止血，不利于患者术后恢复，不过，目前PNL新设备和新技术的应用，大大减少了穿刺造成的创伤和出血，也将PNL的指征大大扩宽。

所以，两种技术如何选择，需要结合患者结石的大小、数量、具体部位，以及患者肾脏的解剖结构、手术医生的经验、患者的全身情况和选择意愿等因素进行综合评估。

15. 输尿管软镜激光碎石（不打洞激光碎石）是怎么回事？

人体泌尿道是指从尿道外口开始到肾脏的一条软组织通道，是经过尿道、膀胱、输尿管膀胱开口、输尿管，再到达肾脏的一个密闭的通道。这个通道不是笔直通达的，而是蜿蜒曲折，又有很多生理性狭窄（即出生后就有的正常性狭窄）；如果患者患了尿路结石特别是输尿管结石或者肾脏结石后，或者之前接受过泌尿道或盆腔手术，又会引起病理性狭窄（即非正常性狭窄），使得从尿道外口进入肾脏的通路变得更加曲折和复杂。

输尿管软镜是泌尿外科微创手术（即腔内镜手术）中最先进的腔内镜设备之一，它不同于输尿管硬镜，可以根据泌尿道如输尿管和肾脏结构（肾盂、肾盏）走向和弯曲角度实时调整输尿管软镜的方向，从而安全到达输尿管和肾脏内，清晰观察到输尿管或者肾脏内各个角落的结石的大小、颜色、数量、确切位置、感染情况以及是否有其他病变等信息。

输尿管软镜激光碎石术（即不打洞激光碎石术）是应用输尿管软镜将激光光纤送达肾结石所在部位，就像火箭把卫星送上太空预定轨道一样，然后在输尿管软镜直视下，启动激光碎石装置，利用激光能量把结石粉碎成非常细小的碎末，术后可以自行排出体外；对于非常坚硬的结石，如果难以粉碎成比较细小的碎末，医生可以应用套石篮通过输尿管软镜，在直视下将比较大的结石碎块取出体外，取出的结石碎块还可以做结石成分分析，以利于今后的结石预防。输尿管软镜激光碎石技术是目前世界上最先进的泌尿外科微创技术之一，它利用人体自然腔道（即泌尿道），不需要做任何切口（即不打洞），术后在体表也没有任何伤口或疤痕，是真正意义上的微创手术，而且高效、安全、恢复快，深受广大患者的欢迎。

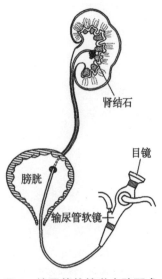

图 7　输尿管软镜激光碎石术
治疗肾结石示意图

16. 哪些肾结石适合行输尿管软镜激光碎石？哪些情况不适合行输尿管软镜激光碎石？

输尿管软镜激光碎石术作为目前世界最先进的泌尿外科微创技术之一，已被广泛应用于肾结石的微创治疗中。成功的输尿管软镜激光碎石术必须具备两个重要条件，一个是具有丰富经验、掌握熟练操作技术的泌尿外科医生，另一个是先进的激光和腔内手术设备，即输尿管软镜和激光。输尿管软镜又分为纤维输尿管软镜和电子输尿管软镜，前者为纤维导光束，后者为先进的高清数字显像设备。与纤维输尿管软镜相比，电子输尿管软镜不仅成像清晰，且重量轻，方便操作，缺点是价格较贵。目前，治疗肾结石的激光有钬激光、铥激光等先进激光装置，其中，钬激光由于碎石效率高，能粉碎所有成分的泌尿系结石，被称为"碎石之王"。

然而，并不是所有的肾结石都适合本技术。输尿管软镜激光碎石术主要适合以下肾结石患者的治疗：①肾结石≤2 cm，结石 CT 值>1000 HU；②肾结石≤2 cm，体外冲击波碎石（ESWL）无效；③ESWL 定位困难、X 线阴性肾结石（≤2 cm）；④肾盏憩室内结石患者；⑤肾结石＜3 cm，患者不愿意行经皮肾镜碎石术（PNL，即打洞碎石术）；⑥存在极度肥胖、严重脊柱畸形、异位肾合并肾结石，行 PNL 困难的患者；⑦合并肾盂旁囊肿的肾结石（≤2 cm）患者。

患者有以下情况不适合行输尿管软镜激光碎石治疗：①未经控制的严重出血性疾病；②严重的心肺功能不全，无法耐受手术；③未控制的泌尿道感染；④腔内镜手术无法解决的严重尿道狭窄或输尿管狭窄；⑤合并中、重度肾积水。此外，对于肾下盏结石，如合并肾下盏与肾盂夹角极小，或肾下盏狭长，或肾下盏盏颈狭窄等，则输尿管软镜激光碎石效果差。对于 2～3 cm 以上的肾结石行输尿管软镜激光碎石，需要经验丰富的泌尿外科医生施行，一期手术结石清除率低，有时需要分期碎石。

17. 输尿管软镜激光碎石术能一次成功吗？

常规的输尿管软镜钬激光碎石手术的主要步骤包括：① 从尿道外口插入导丝，经过尿道，到达膀胱，然后经过输尿管在膀胱的开口进入输尿管，通过全长输尿管，再到达肾脏内；② 沿导丝自尿道外口插入输尿管软镜输送鞘到达肾盂下方（此输送鞘为输尿管软镜进入肾脏的特别通道，就像飞机起飞需要特别的跑道一样）；③ 经输尿管软镜输送鞘插入输尿管软镜到达肾脏内；④ 寻找肾脏内结石；⑤ 经输尿管软镜插入激光光纤；⑥ 启动激光装置进行碎石；⑦ 用套石篮取出较大的结石碎块；⑧ 在肾脏和输尿管内放置一根形似猪尾巴的输尿管导管（又称双J管）引流。

输尿管软镜碎石术能否一次成功受很多因素的影响，如输尿管的直径大小（即是否有狭窄）、扭曲情况，肾结石的大小、位置，肾脏的解剖结构、是否合并感染等。如有以下情况存在，输尿管软镜碎石术应分次治疗：

（1）输尿管狭窄或者扭曲明显，使得输尿管软镜输送鞘或者输尿管软镜置入困难，此时宜在输尿管内留置双J管，主动扩张1～2周后，再行输尿管软镜碎石手术。

（2）如术中发现肾结石合并感染或肾脏积脓，此时应放置双 J 管引流，结束手术，术后加强抗感染治疗，待感染控制后再行输尿管软镜碎石手术。

（3）肾结石体积过大 >2 cm，或者为多发结石，一次手术难以清除所有结石，且手术时间长，增加并发症发生风险，需要分次治疗。

（4）结石位于肾下盏或肾脏解剖结构异常，如存在肾盏憩室内结石、马蹄声结石等，输尿管软镜结合钬激光碎石难以到达结石所在部位，或者"看得见"但"打不着"结石，这些都很难做到一次手术成功（见图 8）。

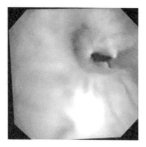

a　输尿管软镜联合钬激光切开狭窄的肾盏憩室开口

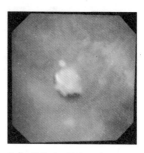

b　狭窄的肾盏憩室口切开后见到露出表面的结石一角（其实是肾盏憩室内结石的"冰山一角"）

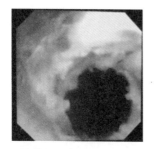

c　继续切开肾盏憩室的颈口

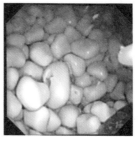

d　输尿管软镜进入肾盏憩室内，发现其内数十枚肾结石

图 8　肾盏憩室内结石的治疗

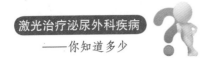

18. 肾结石合并输尿管狭窄可以进行输尿管软镜激光碎石吗？

施行输尿管软镜激光碎石术，首先需要从尿道到输尿管内置入输尿管软镜输送鞘（以下简称"输送鞘"），以确保输尿管软镜经输送鞘顺利置入肾脏，以及在碎石过程中保持泌尿道的充分引流，避免肾盂内高压，以减少术中、术后最可怕的并发症即感染的发生。但如果肾结石合并输尿管狭窄，虽经扩张狭窄后，输送鞘仍难以置入，此时如果强行操作，会造成输尿管损伤或者穿孔、撕脱等并发症发生。此时一期施行输尿管软镜碎石术难以进行。在这种情况下，可以向狭窄的输尿管管内放置双J管一根，以主动扩张、引流，待1～2周后，再行二期输尿管软镜激光碎石术，此时大部分病例都可以成功完成激光碎石手术。

19. 肾结石合并感染可以进行输尿管软镜激光碎石吗？

肾结石合并感染，如果直接行输尿管软镜激光碎石手术非常危险，也不符合肾结石的治疗原则。因为肾结石合并感染患者在感染没有被控制的情况下直接行输尿管软镜激光碎石手术，容易使泌尿系统内已经聚集的感染性细菌以及碎石过程中结石里面释放出来的细菌和毒素大量进入血液，导致非常凶险的并发症即尿源性脓毒血症（败血症）和感染性休克发生，后者死亡率高达42%左右，后果非常严重。这也就是泌尿外科医生经常说的、有关泌尿系结石微创手术两个重要并发症的警告："出血丢肾，感染丢命。"无论是医生还是患者，都必须引起高度重视。

对于肾结石合并感染患者，首先要积极进行抗感染治疗，待感染控制后再进行输尿管软镜激光碎石手术。其次，对于全身情况差、感染严重的患者，在积极抗感染的同时，先放置双J管引流，待感染控制后再行输尿管软镜激光碎石手术。第三，术中如发现肾脏积脓或脓性尿液，应立即终止手术，先放置双J管引流，待感染控制后二期行输尿管软镜激光碎石术，严防尿源性脓毒血症（败血症）和感染性休克等严重并发症的发生。

20. 肾结石合并肾脏畸形以及肾下盏结石可以进行输尿管软镜激光碎石吗？

肾结石合并肾脏畸形多是由于在肾脏解剖结构异常的基础上合并代谢异常、感染或遗传等因素形成肾脏结石，如肾盏憩室内结石、马蹄肾结石、髓质海绵肾等，是输尿管软镜激光碎石术治疗肾结石的难点和挑战之一。

肾盏憩室内结石是一种罕见的肾脏畸形的结石，如果把肾脏比作一套居住的房子，肾盏憩室内结石就好像位于这套房子某个房间里的储藏室，而这个储藏室的门很小，里面的结石形成后很难排出；如果这个门甚至小到看不见，这时候即使输尿管软镜进入肾脏内，也很难找到肾盏憩室的开口，甚至在超声定位下也难以找到。在这种情况下，输尿管软镜激光碎石就没有办法进行，只能采用其他的方法（如肾脏打洞方法）进行碎石了。

马蹄肾结石、髓质海绵肾患者等由于肾脏解剖结构异常，导致结石所在部位异常，有时输尿管软镜和激光光纤很难到达结石部位，导致碎石困难。这种情况下，也需要改用其他方法如肾脏打洞激光碎石技术。

肾下盏结石由于结石位于肾脏最低位置，对输尿管软镜的弯曲度和手术者的技巧要求都带来更高的挑战。如果肾下盏结石所在的长轴线与肾盂的夹角太小，肾下盏太长、太窄，超过输尿管软镜的最大弯曲角度，导致激光光纤很难接触到结石，就会造成输尿管软镜"看得见"结石，但是激光"打不着"结石，此时也只能采用肾脏打洞的方法进行激光碎石。

关于肾脏打洞激光碎石技术本章后文将详细介绍。

21. 输尿管软镜激光碎石术有哪些并发症？

输尿管软镜激光碎石术虽然是目前先进的泌尿系结石微创治疗新技术，但也是一种对操作技术要求很高的泌尿外科高级别微创手术，术后仍然有一定的并发症发生。主要并发症包括：

（1）感染：对于肾结石合并感染患者术前一定要严格控制感染，待感染控制后再行输尿管软镜激光碎石术。对于术前已有明确泌尿系统感染、高热等患病史，以及年老、体弱，合并糖尿病、高血压等心、肺、脑等重要脏器疾患和存在肥胖等高危因素患者，除了术前积极控制感染外，必要时先放置双 J 管或者经皮肾穿刺置管（即肾脏打洞置管）引流，待感染控制后二期行输尿管软镜激光碎石术。术后要继续加强抗感染治疗，最大限度减少尿源性脓毒血症和感染性休克等严重并发症的发生。

（2）损伤和出血：患者有肾结石合并输尿管狭窄、肾盂—输尿管连接部狭窄、肾盏憩室内结石、肾下盏结石或者肾脏解剖畸形等病变时，行输尿管狭窄段扩张、置入输尿管软镜输送鞘、切开狭窄的肾盏颈或憩室开口以及碎石、取石过程中，都有可能发生肾脏及输尿管损伤和出血，严重时可发生输尿管穿孔或输尿管撕脱。

（3）输尿管狭窄：输尿管嵌顿性结石、输尿管狭窄、肾盂—输尿管连接部狭窄患者，行输尿管软镜激光碎石术后，虽然狭窄部分的输尿管经输尿管镜或者软镜输送鞘扩张过，但术后仍有可能狭窄复发，需要定期随访。

22. 输尿管软镜激光碎石术后需要注意些什么？

输尿管软镜激光碎石术作为目前世界最先进的泌尿系结石微创技术，具有微创、安全、高效的特点，但术后仍应注意以下事项：

（1）多饮水，有利于术后结石碎粒排出体外。

（2）由于大部分患者术毕都要在输尿管和肾脏内放置双 J 管，以确保术后肾脏、输尿管引流通畅。有些患者术后可能会感到轻微不适，如腰酸、尿频、尿急等，对症处理后都可以缓解，无须紧张和担忧。

（3）双 J 管拔除前，不宜剧烈运动如跑、跳、跳广场舞、爬楼梯、游泳、打球等，以免出现或者加重血尿。

（4）双J管拔除前，不要憋尿，以免尿液返流引起腰酸等不适。

（5）术后双J管可能会自行滑脱至膀胱或者尿道内，引起尿失禁，或者随小便自行排出体外，此时不要惊慌，应及时到医院就诊、处理。

（6）千万不要忘记拔除双J管。一般术后1周至一个月左右或者根据出院时医嘱，按时到医院复诊，根据主诊医生安排拔除双J管。再次提醒大家，千万不要忘记拔除留置体内的双J管。

23. 经皮肾镜激光碎石（肾脏打洞激光碎石）是怎么回事？

经皮肾镜激光碎石，顾名思义，可以将其分成"经皮""肾镜""激光"和"碎石"四个部分来理解。经皮，指经过皮肤建立一个进入肾脏的通道，也就是通常所讲的肾脏"打洞"，根据结石的大小和设备的不同型号，通道的直径在4～8 mm不等，通道的位置通常在对应手术侧的腰部，依次经过皮肤、肌肉、腹膜后脂肪，然后进入肾脏。当然，要想准确建立通道也非易事，需要在B超或X线的实时引导下进行，其中由我国医生最先开展并推广的B超引导方式得到了国际同行的认可和借鉴，这种通道建立方式减少了医生和患者术中的辐射量，是未来的发展趋势。肾镜，指的是通过通道进入肾脏的内窥镜。镜子上有光源和成像系统，镜子与成像系统和显示器相连，手术医生可以通过显示器观察肾脏里的情况并进行手术操作。激光，即碎石的工具，目前主要使用钬激光进行碎石，将来还可能出现超脉冲铥光纤激光等效率更高的新型碎石激光。碎石，即将肾脏内的结石击成碎块，并通过之前建立的通道取出。结石碎块的大小，可根据建立"洞"的大小来定，一般来讲，结石小于通道可取出即可，碎石块太小，会增加碎石时间，同时碎石会在肾脏内移动，不利于寻找结石。经皮肾镜激光碎石目前已经替代传统的开放或腹腔镜手术，成为大体积、复杂性肾结石或输尿管上段打结石等复杂性上尿路结石的标准微创治疗方式。

24. 经皮肾镜激光碎石创伤大吗？

任何侵入性外科手术，都会有一定的创伤，只是随着手术设备和外科技术的发展，这种创伤变得越来越小。20 世纪 80 年代以前，大体积的肾脏结石，只能通过开放手术切开肾脏进行取石，需要在腰部切一个长达约 20 cm 的切口，找到肾脏后再切开肾脏进行取石，创伤大、恢复慢、出血多，结石清除率也不尽如人意。随后出现了微创经皮肾镜碎石这一手术方式，通过在腰部皮肤、肌肉等结构建立一个不足 1 cm 的通道进入肾脏，进行碎石取石。在切口损伤方面，经皮肾镜激光碎石较传统开放手术明显减少，术后恢复也明显加快。此外，结石较容易复发，一旦复发后，行开放手术的患者，再次手术时因瘢痕等因素手术难度明显增加，经皮肾镜手术因通道较小，瘢痕等对再次手术的影响则明显减小。从肾脏的损伤角度来说，我们发现不少开放手术的患者在后期随访中肾脏均有不同程度的萎缩，相较而言，经皮肾镜手术的患者则很少出现这一情况。从这些角度来说，经皮肾镜激光碎石减少了创伤，但是，经皮肾镜作为一种腔道内镜手术，术中需要持续往肾脏内灌注液体，会导致肾脏内压力增高，出现液体返流，进而发生感染相关并发症。此外，经皮肾镜激光碎石术建立通道的过程中，患者也不可避免会发生肾脏出血等情况，严重时需要进行肾动脉造影和选择性栓塞、开放手术切除，甚至还可能危及生命。因此，经皮肾镜碎石术是一种高风险的微创手术。

25. 哪些肾结石适合进行经皮肾镜激光碎石？

肾结石的治疗方法目前主要包括体外冲击波碎石、输尿管软镜碎石和经皮肾镜碎石三种。每种手术方式都有独特的优势和缺点，也有各自不同的手术适应症。经皮肾镜激光碎石通过不同大小的经皮肾通道进行碎石取石，创伤小、恢复快、结石清除率高，是治疗复杂、大体积肾结石的一线治疗方案，因此也基本取代了开放性肾切开取石术。

任何手术方式都有其特定的手术适应症。所有≥2 cm的肾结石、有症状的肾盏憩室结石，以及所有的体外冲击波碎石和输尿管软镜碎石失败的肾结石，都可以进行经皮肾镜激光碎石。但当患者有未纠正的全身出血性疾病、未控制的高血压和糖尿病、严重心肺疾病无法耐受手术、未接受治疗的肾结核等情况时不适合行该手术治疗。此外，当患者伴有如盆腔异位肾、重度肾下垂、肾后结肠等解剖异常导致经皮肾穿刺困难时，也无法行经皮肾镜激光碎石手术治疗。

26. 经皮肾镜激光碎石术能够一次清除结石吗?

　　对于泌尿系结石的治疗,患者最关心、也最常咨询的问题是能否一次完全清除结石。经皮肾镜激光碎石的手术原则是在确保安全的前提下,尽量取尽结石,以解除梗阻及感染,保护肾功能。由此可见,对于经皮肾镜激光碎石,首先是解除梗阻、改善感染、保护肾功能,保证安全是前提,其次才是尽可能清除结石。因此,当结石多发、体积负荷大、伴感染或者患者全身情况比较差,不允许长时间碎石时,可先清除结石主体,解除梗阻,二期手术再清理残余结石。

　　那么,对于没有感染的肾结石患者,是否可以一次清除结石呢? 答案同样也不是肯定的。能否一次清除结石受许多因素的影响:①受结石体积的影响。如果结石特别大,完全清除结石需要很长时间,可能会增加麻醉及手术操作相关风险,因此需要分期手术。②受结石分布的影响。肾脏的集合系统就像一座结构复杂的别墅,由7~8个我们称为"肾小盏"的"小房间"组成。如果每个肾小盏内都有结石,我们可能没法通过单一的通道处理所有结石,导致结石残留。当然,有时术者会在一次手术中建立多个通路,分别通向不同的"小房间",但是手术并发症风险也会明显增加。③受患者自身因素影响。比如:患者存在肾脏解剖畸形会增加通道建立难度,合并心脑血管疾病则会导致其无法耐受长时间手术等。

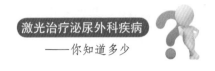

27. 什么是微通道经皮肾镜激光碎石?

微通道经皮肾镜激光碎石,是相对于大通道和标准通道激光碎石而言的,三者是根据皮肤和肾脏之间的通道直径大小不同而进行区分的。经皮肾镜碎石术 1976 年首次开展,其最初通道的直径通常在 22～30 Fr(3 Fr = 1 mm),即直径约为 7～10 mm。通道越大,建立通道的步骤越多,对肾脏损伤的风险也就越大。在经皮肾镜碎石术开展早期,建立通道导致的肾脏大出血一度阻碍了该项技术的推广。20 世纪 90 年后,国内外学者开始尝试将经皮肾通道缩小到 14～18 Fr。通道的缩小意味着需要更小的碎石器械及更多的碎石时间,因此,早期术者采用的是一期先行经皮肾造瘘,二期再通过造瘘通道碎石。随着操作技术的成熟和碎石设备的革新,同期建立通道并碎石技术逐渐成为微通道经皮肾镜碎石术的主流。目前,微通道直径范围为 14～18 Fr。

28. 哪些肾结石适合进行微通道经皮肾镜激光碎石?

微通道经皮肾镜激光碎石,相比于大通道和标准通道激光碎石术,其通道直径小,能置入的肾镜、器械以及灌注液的出入量都比较小,碎石的效率同样也不及标准通道经皮肾镜激光碎石。目前已有研究表明，通道越小，出血等并发症发生率更低，术后止痛药物的使用也更少，但是结石清除率也相对低一些。因此，进行微通道经皮肾镜激光碎石，需要综合考虑患者情况，判断其适合与否。

多大的结石患者可采取微通道经皮肾镜碎石术，目前尚无统一的标准，需根据手术医生的经验、所拥有的设备进行综合决定。一般来说，普通的肾结石，建议结石大小在 2～3 cm 的患者选择微通道经皮肾镜手术。同时，对一些特殊情况的肾结石患者，也可采用微通道经皮肾镜碎石术。首先是肾盏憩室结石，肾盏憩室结石通常体积不会很大，因为盏口狭窄甚至闭锁，因此体外冲击波碎石效果不佳，使用输尿管软镜也无法找到憩室的开口，从而无法找到结石。所以，即使是小于 2 cm 的结石，也需要进行经皮肾镜手术，此时，选择微通道是比较适合的方式。其次，对于一些结石大小在 2 cm 以下但存在输尿管狭窄或尿流改道的患者，比如膀胱癌根治术后的肾结石患者，也建议选择微通道进行碎石。最后，对于小儿肾结石患者，也建议采用微通道经皮肾镜进行碎石。此外，因手术需要而建立多通道时，微通道手术可作为标准通道的辅助。

29. 什么是超微通道经皮肾镜激光碎石？

随着手术技术的不断精进以及手术器械的更新换代，泌尿外科医生开始探索使用更细的通道进行碎石、取石。国内外学者先后应用 13 Fr、7 Fr 等更细的通道完成了经皮肾镜碎石术。于是，超微通道经皮肾镜的概念也应运而生，后来业内将通道直径在 6～14 Fr 的经皮肾镜手术统称为超微通道经皮肾镜碎石术，当然，这种命名方式也不绝对，比如印度学者率先提出并使用 13 Fr 通道碎石，于是将该术式命名为超细通道经皮肾镜碎石术（ultra-mini percutaneous nephrolithotomy，UMP），我国学者率先使用 7 Fr 通道进行碎石，于是又将该术式命名为超微通道经皮肾镜取石术（super-mini-PCNL，SMP）。

因此，标准通道经皮肾镜碎石、微通道经皮肾镜碎石以及超微通道经皮肾镜碎石，从概念上来说只是通道大小的变化，但实际上其手术设备及适应症均有一定程度的不同，选择何种手术方式，需根据医生的手术经验、所拥有的设备以及患者结石的大小等因素进行综合衡量。

30. 哪些肾结石适合进行超微通道经皮肾镜激光碎石？

超微通道经皮肾镜激光碎石，因其通道直径更小，能放置的肾镜和手术器械也更小，因此，其碎石效率同样也会相对较低。所以，在患者的选择上也有所不同。

一般而言，超微通道经皮肾镜激光碎石适用于处理 1～2 cm 的肾结石和输尿管上段结石。此外，还适用于其他一些特殊情况结石的处理。首先，对于体外冲击波及输尿管软镜治疗失败的 2 cm 以下的肾下盏结石，可选择超微通道经皮肾镜激光碎石。其次，对于 2 cm 以下的肾结石或输尿管上段结石，如果在结石下游位置存在梗阻，可选择超微通道经皮肾镜碎石术，如膀胱癌根治术后患者及输尿管狭窄患者等。最后，超微通道和微通道经皮肾镜碎石一样，可作为标准通道经皮肾镜碎石术治疗复杂肾结石患者的辅助手段,这样有助于降低多通道手术穿刺数量及建立通道等相关并发症的发生率。

31. 经皮肾镜激光碎石术有哪些并发症?

经皮肾镜激光碎石可分为通道穿刺、通道扩张、碎石取石、放置引流管四个步骤。每个步骤都可能引发相应的并发症。

通道建立是经皮肾镜手术最重要、风险最高的步骤,包括穿刺和扩张两步。术者先通过 B 超或 X 线的引导,放置一根 18 G(外径 1.2 mm)的穿刺针到肾脏集合系统,并通过穿刺针通道引入一根细长的导丝。经皮肾扩张器通过导丝进入肾脏,将通道扩张到碎石所需要的大小。肾脏拥有复杂的血管网,通道建立过程中可能引发肾脏大出血。根据国外文献报道,约有 7% 的患者需在术中或术后输血。另外,通道建立过程中还可能损伤其他脏器,包括结肠、脾脏、肝脏、肺、胸膜等,严重的情况需要开放手术进行治疗。所幸的是,其他脏器损伤概率并不高,总体小于 1%。

碎石过程是核心步骤,激光或超声碎石机探杆等都可能会损伤肾脏组织,甚至导致肾穿孔。由于碎石过程中需要进行生理盐水灌注,持续的高压可导致结石或肾盂内的细菌及毒素入血,引发感染相关并发症。术后感染是经皮肾镜碎石术最常见的并发症,患者术后发热的发生率约为 10.8%,严重的感染可导致脓毒血症甚至诱发死亡。

放置导管环节中的导管包括输尿管支架管和肾造瘘管。一般来说,较少出现并发症,偶有出现管道不在位等情况。也有极少数情况,引流管可能被错误放置到肾静脉甚至下腔静脉,存在大出血或

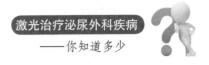

血栓形成的风险。

32. 经皮肾镜激光碎石术后需要注意哪些事项?

经皮肾镜激光碎石术后,患者及陪护家属需要注意的事项主要包括两个部分,一是预防并发症的发生,二是注意加快身体的恢复。

对于并发症的预防,主要包括以下几个方面:①生命体征的监测。通常术后1～2天内,医护人员会给患者进行持续的心电监护,监测患者的心率、血压、呼吸等指标,同时定时测体温,一旦发现上述生命体征有异常,须及时告知医护人员。②主观症状的反馈。当患者出现如发冷、寒颤、腰痛、神志不清等情况时,及时报告医护人员,因为这些情况往往与一些并发症的发生密切相关。例如当出现寒颤时,须警惕感染性休克的发生;出现腰痛时,可能提示肾脏出血多形成血肿积压在腹膜后。③引流液颜色的观察。正常情况下,肾造瘘管及尿管颜色为浅黄色或淡红色;如出现鲜红或深红的尿液时,需要及时通知医护人员。④卧床休息。因肾脏上有一通道,而肾脏血液供应又极其丰富,因此术后存在出血的可能,如有出血,患者须卧床平躺,保持腰部制动,但四肢可以适当活动,卧床的具体时间须听从医护人员的医嘱。

身体状况的恢复,主要包括饮食、活动、心情等方面的调整。饮食方面,需从流质、半流质到普食循序渐进,逐步恢复,同时适当补充高蛋白食物。活动方面,在获得医务人员的允许后,可以在床上活动、下地站立、缓慢行走等。此外,保持愉悦的心情,也有利于身体机能的恢复。

33. 激光治疗肾结石术后是否需要放置引流管?

激光治疗肾结石术后是否需要放置引流管,要根据不同的情况来决定。一般来说,需放置的引流管包括输尿管支架管和经皮肾造瘘管两种。肾造瘘管的作用除了引流肾脏产生的尿液、预防感染外,还可以通过引流出来的颜色,观察肾脏有无出血;输尿管支架管是一根中空的管子,起着支撑输尿管及引流尿液的作用,可以防止术后小结石掉入输尿管引起梗阻或输尿管痉挛引起疼痛。对于结石较小且无感染的患者,手术时间一般比较短,如术中结石完全清除,且通道无出血,可不放置输尿管支架管和肾造瘘管,通常称为完全无管化;有时还可以只放置肾造瘘管或输尿管支架管,称为部分无管化。对于术中有结石残留、出血或感染的患者,安全起见还是建议留置肾造瘘管和输尿管支架管。因此,激光治疗肾结石术后是否需要放置引流管,应根据手术具体情况(感染、结石残留、出血、二期手术等)综合决定。

34. 肾结石激光碎石术后结石残留怎么办?

肾结石激光碎石术后结石残留是临床上比较常见的情况。残留的结石是否需要处理、怎样处理,根据残留结石的大小和部位而有所不同。对于大于 20 mm 的残留结石,需要再次进行经皮肾镜钬激光碎石手术治疗。而对于 6～20 mm 大小的残石，如结石位于肾脏的中上极，可考虑给予体外冲击波碎石治疗，但须在经皮肾镜碎石术 3～6 个月后进行，避免冲击波碎石造成肾脏出血。如体外冲击波碎石无效，则可考虑使用输尿管软镜碎石。如残留结石位于肾脏下极，考虑到体外冲击波碎石后结石可能无法排出，可行输尿管软镜碎石。对于小于 5 mm 的肾结石，可暂时不予处理，通过多饮水及运动等措施，促进结石排出，同时需进行定期的复查，随访结石有无增大或位置发生变化。

值得注意的是，如果术后结石成分分析提示为感染性结石，则建议对残留结石进行手术干预，根据残石大小，进行经皮肾镜或输尿管软镜碎石，争取做到完全清除结石，因为感染性结石的残留结石复发较快。如果术后结石成分分析为尿酸结石，则可以通过口服药物溶石。

不管何种成分的残留结石，术后都有复发的可能，患者须根据医生的意见选择合适的治疗方案，定期复查，同时注意多饮水、多运动，促进结石排出，可以起到一定的预防结石复发的作用。

35. 肾结石激光碎石术后如何预防结石复发？

结石复发的预防措施可分为一般预防措施和特殊预防措施。

一般预防措施适用于所有成分结石的患者，主要包括以下三点：①增加液体摄入，每天保持 2.5～3.0 L 的饮水量，同时尽量昼夜规律饮用，并尽量饮用 pH 为中性的饮用水；②均衡饮食，多食用蔬菜，限制高钙食物和含糖饮料的摄入，同时还要控制钠盐和动物蛋白的摄入；③适当锻炼，保持正常的 BMI（身体质量指数），同时还应注意预防过多的液体丢失。一般预防措施具有普适性，比较简单易行。

特殊预防措施是针对不同成分结石的患者而采取的特定措施。不同成分结石，预防措施也不一样。对于最常见的草酸钙结石，应注意控制高钙食物和高草酸食物的摄入；对于磷酸钙结石，则应排除有无代谢性疾病和泌尿系感染，同时针对特定的病因进行治疗；对于感染性结石，除了通过手术尽可能清除结石外，术后应充分抗感染治疗，同时可以服用氯化铵，酸化尿液，防止反复感染；对于尿酸结石患者，则应限制高嘌呤食物的摄入，如动物内脏、啤酒、牛肉和羊肉等；胱氨酸结石多属于遗传性疾病，后期的预防主要依靠碱化尿液和其他药物治疗。

总体而言，泌尿系结石复发率高，但预防措施有限，还需要更多的科学研究和探索。

36. 儿童肾结石和成人肾结石有什么区别呢？

我们知道，成人的肾结石比较普遍，占到泌尿外科门诊和住院病人的三分之一甚至更多。而儿童肾结石相对来说发病率较低，仅为 2.5% 左右。成人肾结石形成的原因十分复杂，涉及很多因素，而儿童相对来说比较简单，无外乎三种主要原因。

（1）代谢性异常：儿童如果发生先天性钙磷代谢异常，家族遗传性痛风、高尿酸血症，就非常容易发生结石，而且治疗后会反复发作。这是和遗传代谢性疾病密切相关的一类结石。

（2）先天性解剖异常：例如输尿管肾盂交界处狭窄导致尿液排泄不畅形成结石；先天性马蹄肾，肾旋转不良导致尿液排出受阻等。

（3）感染的因素：尿液排出不畅可以形成感染，细菌感染坏死物就是结石的核心，形成感染性结石。

另外，现在的儿童普遍喜欢甜食及一些高蛋白饮食。过多摄入甜食、含糖饮料，饮水量减少，会导致尿液浓缩，尿液呈现酸性，抑制晶体形成物质减少，从而形成结石。

所以，家长在增加儿童营养的同时，也不要给孩子喝过多的含糖的饮料，尤其是运动出汗后，多喝白水、矿泉水，这样可以避免一部分结石的发生，养成好习惯，营造良好健康的生活环境。

37. 什么样的儿童肾结石可以用激光治疗？

儿童肾结石由于结石成分和成因复杂，还涉及治疗费用、治疗的效益比等多种因素，需要医生和家长共同探讨最佳的治疗方案。

一般而言，小于 6 mm 的结石，我们可以尝试药物排石治疗，一般观察 1 到 2 个月，如果药物排石失败，则应考虑手术治疗或者体外冲击波治疗。

那么，哪些情况下，我们需要用激光积极地去治疗儿童肾结石呢？

（1）先天性畸形造成的肾结石。这种结石往往是铸型或者鹿角形结石，整个肾脏的集合系统都被结石占据，结石负荷量很大，这种情况下，我们需要用激光快速高效地将之清除。

（2）CT图像上，结石的CT值非常高，结石成分估计是一水草酸钙或者二水草酸钙，用体外冲击波很难击碎，这种情况下也应该用无坚不摧的激光进行治疗。

（3）感染性结石，在充分的引流后，可以用激光处理。

总之，儿童结石的治疗与成人不尽相同，不仅需要考虑结石的病理成分、结石的硬度和部位，也要考虑患儿的具体情况、年龄大小、家庭情况和父母的经济能力，医生应该和家长一起根据具体情况决定具体方案。

38. 激光治疗儿童肾结石需要注意些什么？

儿童肾结石与成人的不同，儿童不是一个缩小的成人，他的解剖结构、生理机能和成人有着相同点也有许多不同，因此儿童结石治疗更需谨慎和仔细。

首先，要找一个在行的医生。三甲医院很多医生都有亚专业，结石的治疗最好请结石亚专业的医生给出诊疗方案，把一件事交给一个更加在行的医生进行处理。

其次，医生给出的方案往往会有多种，家长也应该根据自身的情况和条件，提出自己的想法，万事商量着来。这样可以给自己提供方便，也尊重医学规律和医院的某些安排。

还有，儿童的组织结构比较娇嫩，又处在不断生长发育的阶段，因此一旦出现疾病，不要拖延，不要感觉没有症状就不去医院检查，或者因为学业耽误检查。临床上常有输尿管结石肾绞痛发作缓解后不及时就诊，造成一侧肾脏损毁甚至发生脓毒血症的情况。

最后，治疗方案确定后要遵照实施，听从医生的安排，有问题及时沟通。由最专业的医生用最合适的手段、最合适的途径治疗进行治疗，方是最可靠的办法。

39. 激光治疗儿童肾结石有哪些并发症？

由于儿童的肾脏比较脆嫩，血液供应比较丰富，输尿管又非常细，加上儿童结石治疗需要全麻，因此各方面的治疗准备和要求比较高。在并发症方面，依据手术方法的不同，表现出不同的可能并发症。

（1）输尿管镜下激光碎石：可能发生的并发症就包括输尿管损伤、输尿管穿孔或撕脱，甚至肾盂压力过高导致医源性肾脏破裂出血，尿源性脓毒血症等。远期并发症有输尿管狭窄或闭锁。

（2）经皮肾镜激光碎石：主要是穿刺引发的风险，如出血、周围脏器的损伤、肾血管的损伤等，有时候还会损伤肾窦、肾柱等肾脏结构，甚至导致肾脏失去功能或者被切除。

40. 激光治疗肾结石术后，如何知道自己的结石成分？

肾结石根据结石的成分不同，主要分为草酸钙结石（一水草酸钙以及二水草酸钙结石）、磷酸钙结石（碳酸磷灰石）、尿酸结石、胱氨酸结石以及感染性结石（又称鸟粪石或磷酸铵镁结石）等。多数的结石患者可能会有两种或两种以上的混合成分，单一成分的结石在结石分析中较为少见。

一般来说，在激光治疗肾结石的手术过程中能够获得一定量的结石标本。正是通过对结石标本的处理才能得知结石的成分。分析结石标本的方法很多，最早使用的是化学分析，对标本进行化学处理得出相应的成分结果，缺点是标本不可重复利用，费时，费力。随着科技的进步，运用红外线来分析结石成分成为主流。目前广泛使用的是结石红外光谱自动分析仪（图9）。

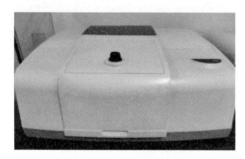

图9　红外光谱自动分析仪

结石红外光谱自动分析仪具有以下几个主要特点：①全自动、智能化。结石红外光谱自动处理加分析同时进行。系统具有强大的图谱解析功能，图谱的解析过程实现完全自动化，无须谱库，通过数模计算方式自动分析出结石样本的成分，并自动生成相应的规范化的防治方案（图10）。②准确、高效。对单一成分及两种以上混合成分结石分析准确率达100%。③操作简单、方便。相对于化学分析的纷繁冗杂，红外光谱的方法易于医务人员学习、上手。

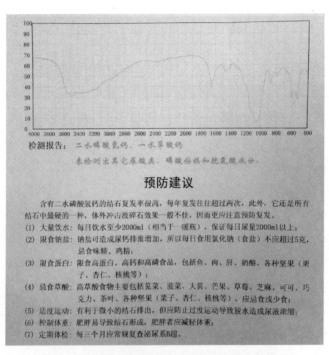

检测报告：二水磷酸氢钙，一水草酸钙

未检测出其它尿酸类、磷酸镁铵和胱氨酸成分。

预防建议

含有二水磷酸氢钙的结石复发率很高，每年复发往往超过两次，此外，它还是所有结石中最硬的一种，体外冲击波碎石效果一般不佳，因而更应注意预防复发。

(1) 大量饮水：每日饮水至少2000ml（相当于一暖瓶），保证每日尿量2000ml以上；

(2) 限食钠盐：钠盐可造成尿钙排泄增加，所以每日食用氯化钠（食盐）不应超过5克，忌食味精、鸡精；

(3) 限食蛋白：限食高蛋白、高钙和高磷食品，包括鱼、肉、肝、奶酪、各种坚果（栗子、杏仁、核桃等）；

(4) 忌食草酸：高草酸食物主要包括苋菜、菠菜、大黄、芒果、草莓、芝麻、可可、巧克力、茶叶、各种坚果（栗子、杏仁、核桃等），应忌食或少食；

(5) 适度运动：有利于微小的结石排出，但应防止过度运动导致脱水造成尿液浓缩；

(6) 控制体重：肥胖易导致结石形成，肥胖者应减轻体重；

(7) 定期体检：每三个月应常规复查泌尿系B超。

图 10　红外线光谱自动分析仪对结石的检测报告

41. 如何预防肾结石复发？

肾结石是一种泌尿系统常见病，10年的复发率可以达到50%。所以，如何预防肾结石的复发尤为重要。饮食和生活习惯的改变是减少肾结石复发最重要的两个方面：

（1）多饮水，多运动：患者每日饮水量根据气温变化波动比较大，所以根据其尿量来规范饮水的方式相对可靠。一般来说，需要维持尿量 2000 ～ 3000 ml。

（2）预防肾结石应该补足钙：很多人在补钙方面有很多的误区，不补担心缺钙，但是补多了又担心做不到肾结石专家告诉我们的如果想要预防肾结石一定要补足钙，即每日应有 600～800 mg 的钙摄入量。事实上，低钙饮食更容易导致肾结石。

（3）限制含有草酸盐食物的摄入：如茶叶、菠菜、芹菜、甜菜、龙须菜、番茄、土豆、果仁、可可、巧克力等会导致结石生成危险增加。

（4）摄入枸橼酸：枸橼酸一方面能显著增加草酸钙的溶解度，另一方面与钙结合后降低尿钙饱和度，抑制钙盐结晶。

（5）限制高蛋白的摄入，限钠、限糖、限脂：高蛋白饮食不仅可以形成高尿酸，提高尿酸结石的风险，而且，酸化的尿液可以减少钙盐的重吸收，从而使得尿钙增加。钠摄入过多排钙也随之增多，持续性高钙尿是肾结石最常见的独立危险因素，引起的结石多为草酸钙结石。

需要指出的是，结石分析对于预防肾结石复发具有重要意义，只有在知道自己以前结石成分的基础上，才能更好地、有针对性地预防结石复发。

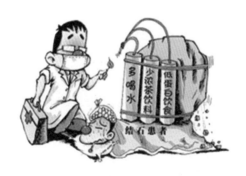

图 11　关于结石预防的漫画

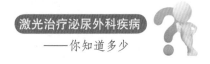

（二）输尿管结石

1. 输尿管结石的病因有哪些?

青壮年是输尿管结石的高发人群：发病的高峰年龄是 20～50 岁，也就是好发于正值壮年的劳动力人群，其中男性是女性的 2～3 倍。

输尿管结石属于尿路结石的一种，它的发病与肾结石有很大的关系，输尿管结石多数来源于原发的肾结石，由于重力以及尿路的蠕动作用而下降进入输尿管。所以输尿管结石的成分也与肾结石相同，以草酸盐结石为主，其次为尿酸结石。

原发性输尿管结石少见，多继发于一些其他方面的病因，如输尿管息肉、肿瘤、囊肿、狭窄、憩室以及巨输尿管症等。由于输尿管中发生长期尿液淤滞，从而在尿液积聚扩张部位形成结石。另外感染也是引发输尿管结石的原因之一。

依身高的不同，成人输尿管全长大约 22～30 cm 不等。输尿管的直径不一，解剖上有三处生理性狭窄：肾盂输尿管连接部内径约 5 mm；输尿管跨越髂血管处内径约 4 mm；输尿管膀胱连接部内径约 3～4 mm。输尿管最狭窄的部分是通过膀胱黏膜下通道进入膀胱的部分，即输尿管膀胱壁段。上尿路结石在下降过程中，结石很容易在上述 3 个狭窄部位（图 12）停留造成嵌顿。一般来说，结石常常停留于输尿管下段 5 cm 范围内。结石部分梗阻会引起肾盂和结石近端的输尿管扩张。如果在短时间内得以排出，便不会造成任何损害；如果停留时间过长，病变会逐渐累及肾脏，造成肾盂、肾盏积水，甚至会造成不可逆的肾功能损害。

输尿管结石形成后会对输尿管产生各种继发性损害，损伤程度视结石的大小、形状、部位、病史等而定。主要的继发病变有尿路梗阻、继发感染和上皮损伤等。

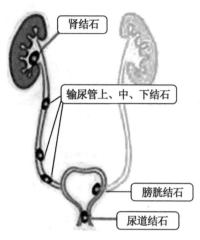

肾结石

输尿管上、中、下结石

膀胱结石

尿道结石

图 12　输尿管结石的好发部位

2. 输尿管结石有哪些症状?

输尿管结石的临床表现与肾结石相近，早期没有明显症状。不少患者是在体检时偶然发现输尿管结石，自觉没有任何症状。其发作时的症状表现主要包括：

（1）肾绞痛：肾绞痛是输尿管结石最常见的典型症状。通常在运动后或夜间突然发生一侧腰背部剧烈疼痛，常形容为"刀割样"（图 13）。疼痛常发生在患侧上腹部及肾区，沿输尿管向下放射到阴囊（或阴唇）和大腿内侧，同时伴有冷汗、恶心、呕吐等，严重时可伴有休克症状。病人坐卧不宁，非常痛苦。有些患者表现为腰部隐痛、胀痛。疼痛之后，有些患者可以发现随尿排出的结石。

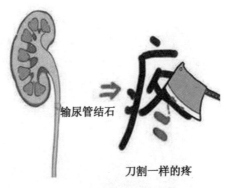

输尿管结石

刀割一样的疼

图 13　输尿管结石的症状

（2）血尿：约80%患者出现血尿，其中只有一部分能够肉眼发现尿是红色的，大部分只有通过尿常规检查才能发现。

（3）膀胱刺激症状：包括尿频、尿急、尿痛、排尿困难等，多见于输尿管下段结石。

（4）肾积水：结石堵塞了输尿管，尿液排出不畅，造成肾积水。有的肾积水可以没有任何症状，有的可因肾包膜受牵拉而出现患侧腰部不能缓解的钝痛。长期肾积水，会造成患侧肾功能受损。双侧肾积水严重者可导致尿毒症。

（5）发热：输尿管结石也可以伴有细菌感染，导致出现发热、寒战等症状。因为结石阻碍了尿液的排出，细菌不能及时排出，严重时可导致败血症，危及生命。

上面就是关于输尿管结石的一些症状表现，可见输尿管结石不及时治疗可能带来很大的危害。所以当发现有输尿管结石时，患者一定要及时治疗，以避免症状加重延误治疗而造成更大的危害。

3. 哪些输尿管结石可以用激光治疗？

　　输尿管结石占泌尿系结石的 33%～54%，其中 60%～80% 是可以自行排出或在药物帮助下排出的。输尿管结石并不一定都需要激光治疗，要根据结石的大小、位置、有无粘连及其结石的停留时间等，进一步评估是否使用激光。如果输尿管结石小于 6 mm 一般都不需要使用激光治疗，可考虑药物排石治疗。如果结石大于 6 mm 建议使用体外冲击波碎石（ESWL）或激光碎石治疗。

　　激光治疗输尿管结石具有术后恢复快、手术痛苦少、住院时间短、并发症少等优点。使用激光碎石治疗需要配合输尿管镜或者软式输尿管镜来进行。

　　激光碎石主要适用于：①输尿管下段结石。②输尿管中段结石。③ESWL 治疗失败的输尿管上段结石。如某一处的结石经过体外冲击波碎石治疗 4 周以后，没有任何大小和位置的变化，建议使用激光进行碎石治疗。④ESWL 后"石街"的处理。输尿管结石在 ESWL 碎石后，结石碎块未能排出，而是形成大量的结石碎块堵塞在输尿管腔内，这时就需要通过激光碎石将造成堵塞的结石打碎，排出体外。⑤结石并发可疑的尿路上皮恶性病变。激光碎石的同时可以进行输尿管镜检查和活检。⑥X 线阴性的输尿管结石。泌尿系结石的阳性或阴性是指在 X 线下是否显示致密影而言的。有些结石不含钙盐成分或者含钙量很少，像尿酸结石和胱氨酸结石在 X 线腹部平片上就看不到结石影像，因此称这种在 X 线下看不到"影"的结石为"阴性结石"。阴性的输尿管结石采用 ESWL 治疗时，定位存在一定的困难，影响碎石效率。而激光治疗是在输尿管镜直视下碎石，碎石效果更加明确可靠。⑦对于停留时间长的输尿管嵌顿性结石或者息肉包裹结石，ESWL 处理困难。此时可能存在结石与输尿管周围的粘连，使用激光在碎石的同时还能清除输尿管周围的粘连病灶或者炎性息肉等。（图 14）

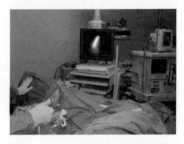
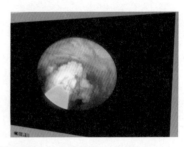

图 14　输尿管结石的激光碎石（术中照片）

4. 哪些激光可以治疗输尿管结石？

　　激光治疗尿路结石最早始于 1968 年。一种激光是否能用于碎石治疗，主要取决于该激光的波长、能量、脉冲持续时间、光纤对激光能量的承受力及光纤直径的大小等。从最早的红宝石激光和二氧化碳激光开始，先后有多种激光试验或临床运用于输尿管结石的治疗。临床实践证明，目前用于治疗输尿管结石的主要激光包括钬激光、新型 EMS 脉宽可调激光和超脉冲铥光纤激光等。

　　激光碎石的方法与其他体内碎石方法相似，需要与输尿管镜配合，激光光纤通过输尿管镜的工作通道与结石接触，然后释放能量并将结石击碎。近年来，随着激光器的更新和输尿管镜的改进，输尿管结石的激光碎石率已经明显提高，而且安全性也有了大幅改善。

钬激光近年来被广泛用于治疗输尿管结石，使输尿管结石的治疗水平迈上了一个新台阶。它具有结石移位效应小、输尿管黏膜损伤小、清石率高的优势。钬激光碎石与常用的体外冲击波碎石、气压弹道碎石相比，具有很强的安全性以及广泛的适用性。腔镜下钬激光碎石单次成功率在 95% 以上。手术同时还可以治疗合并的尿路肿瘤、输尿管息肉等。

钬激光光纤是可弯曲的，不仅可以通过硬性输尿管镜导入，还可以通过软性输尿管镜导入进行碎石，所以它对任何部位的输尿管结石均可进行有效碎石。

钬激光波长 2.1 μm，为脉冲式激光，产生的能量可使光纤末端与结石之间的水汽化，形成微小的空泡，并将能量传至结石，使结石碎裂。因此碎石后排石时间显著缩短。手术中，水吸收了大量的能量，减少了对周围组织的损伤，同时钬激光对人体组织的穿透深度很浅，小于 0.4 mm，因此在碎石时可以做到对周围组织损伤最小，安全性极高。钬激光能粉碎所有成分的输尿管结石，故有"碎石之王"的称号。

5. 体外冲击波碎石治疗输尿管结石是激光碎石吗？两者有什么不一样？

体外冲击波碎石（ESWL）是 20 世纪 80 年代开始应用于临床的技术。体外冲击波碎石（图 15）简言之就是利用冲击波的能量从体外将人体内的结石击碎，变成细小的碎块，以利于排出体外。它的原理是通过电、光、声能所产生的体外冲击波束经物理聚焦至结石。冲击波所产生的高温、高压、应力效应和空化效应，使结石在瞬间内膨胀到原始体积数十倍甚至上百倍而剧烈崩解。体外冲击波是纯粹的体外操作，特点是不开刀、不住院、无须麻醉、门诊即可进行、治疗时间短（约40分钟）。在结石的治疗中，体外冲击波碎石是损伤相对最小的方法。但并不意味着是绝对安全的，可以有肉眼血尿、肾损伤、肾破裂、形成输尿管"石街"、肾萎缩等副作用或并发症。

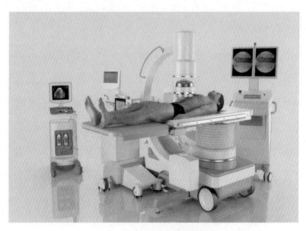

图 15　体外冲击波碎石

　　激光碎石是一种体内碎石的治疗方法，它不同于 ESWL，需要借助输尿管镜将激光光纤送入患者体内结石所在部位，利用激光能量进行碎石。激光碎石需要在麻醉下完成，需要住院。激光在结石治疗上的应用是全球微创技术碎石的重大突破。它是在直视下去除结石，具有创伤小、时间短、定位精确、碎石全面、成功率高、效果确切、适用于各种成分的结石等优点，去除结石的同时还能处理息肉和出血，适合施行 ESWL 困难或者 ESWL 失败的输尿管结石患者。

6. 激光治疗输尿管结石需要住院吗?

输尿管结石激光碎石虽然是一种微创手术，但是需要住院才能完成，因为使用激光碎石的过程中患者要采用全身麻醉或者半身麻醉才能完成手术。住院期间，要进行常规的术前检查和准备，术后医生还须观察有没有发热、出血、疼痛等情况，必要时还要进行解痉镇痛、止血、抗感染等处理，有时会需要给病人留置 1～2 天导尿管。输尿管结石激光碎石一般需要住院 2～3 天，最快的只需要1 天（日间手术）。由于这种手术属于微创手术，不需要进行任何切口，创伤小，恢复起来比较快。

手术通过人体的自然腔道完成。输尿管镜由尿道进入膀胱以后，进入患侧的输尿管到达结石部位，使用激光在直视下将结石击碎，甚至达到粉末化状态（图 16），术后通过多饮水、多排尿、多运动，可以将粉末化的结石排出体外。这个手术并不像切开取石那样能够取得整块的结石标本，但也不需要像传统手术那样在腰腹部开一个很长的刀口完成手术。所以目前是治疗输尿管结石最先进的方法之一，对患者几乎没有任何损害，而且碎石的效果也非常好。

如果患者有输尿管结石并发肾积水或者感染、肾功能不全等应及早住院治疗。住院后还要先进行抗感染及相关的治疗，在感染控制后尽早完成激光碎石治疗。

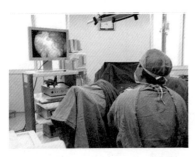

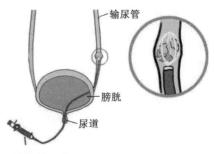

输尿管

膀胱

尿道

图 16　输尿管软镜手术

7. 激光治疗输尿管结石术前需要做哪些检查？

输尿管结石的形成常伴有输尿管狭窄、憩室、感染等诱发因素，所以在手术前必须对患者情况了解清楚。

除了完成必要的手术前常规检查外，还需要进行尿路的影像学检查，包括：

（1）超声检查：帮助在输尿管行程上定位结石，测量结石大小，发现肾脏积水和输尿管梗阻等情况。

（2）泌尿系 X 线平片：可以在肾脏和输尿管的途径上显出结石影。另外，因结石可能在管腔内上下移动，需术前定位摄片。（图17）

（3）静脉肾盂造影（IVP）：可以帮助明确输尿管结石定位、了解肾和输尿管的排泄功能。

（4）CT 平扫：可以发现 X 线阴性结石（即 X 线平片上不显影的尿路结石），进一步了解结石大小、位置和结石硬度（CT 值），发现输尿管和肾脏的其他微小病变。CT 三维重建影像可以更直观地表现结石与尿路的形态学改变。

（5）核磁共振（MRI）成像：MRI 水成像适用于造影剂过敏、

不适合进行 IVP 的病人，同时它对发现输尿管肿瘤、息肉等软组织病变有积极意义。

（6）同位素肾图：有助于了解和评估分肾功能受损情况。

此外，需要进行相关的实验室检查，这不仅可以用来辅助诊断结石，了解肾功能，而且也是分析结石病因和评估复发风险的主要手段。相关检查包括：①尿常规＋中段尿培养＋药敏试验。尿中红细胞常见，是提示结石的重要依据；白细胞过高说明存在尿路感染，结合中段尿细菌培养和药敏试验可以明确感染细菌种类，为选用抗生素提供准确依据。②血液检查。包括血常规、凝血功能、肝功能、电解质、尿酸、肾功能、甲状旁腺激素（PTH）等。

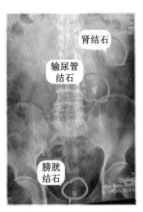 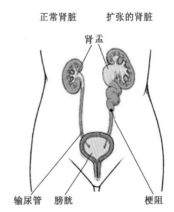

图 17　输尿管结石的 X 线检查

8. 激光治疗输尿管结石患者会很痛苦吗？是否需要麻醉？

很多病人听到"手术"二字会产生恐惧心理，担心激光手术治疗输尿管结石会很痛，那么做输尿管微创手术会很痛吗？激光治疗输尿管结石，是通过尿道进入输尿管内，在输尿管镜窥视下用激光将结石击碎，操作简便，安全微创，极大减轻了病人的痛苦。在目前微创手术治疗的前提下，它属于泌尿外科的常见手术，也就是中等级别的手术。

激光治疗输尿管结石整个操作过程必须在麻醉下进行，主要采取的麻醉方式有全麻、硬膜外麻醉、全麻复合硬膜外阻滞麻醉。手术过程中病人不会感觉到痛苦，而且麻醉还能松弛输尿管平滑肌，减少输尿管痉挛，有利于医生手术操作的进行。术后，部分病人会有轻度腰部胀痛、尿道刺痛等不适。手术过后的 6 个小时之内是绝对要卧床休息的，等待麻醉清醒以后就可以进食，没有问题的话，术后过了 6 个小时便可以正常活动了。

9. 激光治疗输尿管结石有伤口吗？

激光治疗输尿管结石在体表是没有任何伤口的，不需要切开皮肤，手术一般都是通过人体自然腔道泌尿道进行的。手术在麻醉状态下进行。输尿管镜从尿道外口进入输尿管，寻找到结石后，激光光纤从输尿管镜内送至结石所在部位，发射激光能量击碎结石（图18）。结石粉碎以后，小的结石碎块大部分在术中被冲洗出体外，残留的部分一般术后也能自然排出体外，较大的结石碎块医生需要用套石篮将它们一一取出体外。激光手术时间很短，而且术中几乎不会发生出血。术后患者体表没有任何的切口，是真正意义上的微创手术。

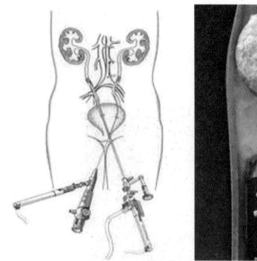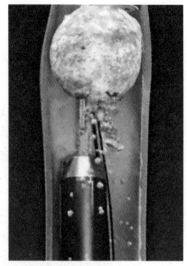

图 18 输尿管内激光碎石术示意图

10. 输尿管镜激光碎石治疗输尿管结石是怎么进行的?

输尿管结石的治疗方法很多,包括药物、体外冲击波碎石、输尿管镜碎石、经皮肾镜碎石、腹腔镜切开取石和开放输尿管切开取石术(俗称"开刀")。输尿管镜激光碎石(图 19)是近些年兴起并被迅速推广用于治疗输尿管结石的世界先进的微创治疗手段,患者麻醉后,将直径约 3 mm 的输尿管镜,经尿道进入膀胱,再由膀胱内输尿管开口进入输尿管,在输尿管镜直视下,从输尿管镜的工作通道放入激光光纤,然后发射激光,结石就被击碎并通过输尿管、尿道排出,既安全又省时。

输尿管镜激光碎石通过人体自然腔道，不需要做任何切口，不仅可帮助患者避免开刀手术带来的痛苦，而且能直视下处理结石，具有创伤小、成功率高、住院时间短、术后恢复快、安全等优点，一般术后1～2天即可出院。

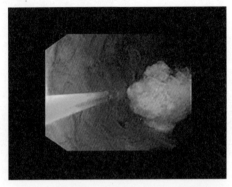

图19　输尿管镜下钬激光碎石术（术中照片）

11. 哪些输尿管结石适合输尿管镜激光碎石治疗？

理论上，输尿管任何部位结石均可采用输尿管镜激光碎石治疗，包括保守治疗无效的各种输尿管结石，体外冲击波碎石定位困难、治疗失败及碎石后形成"石街"（输尿管内串珠样多发结石）的输尿管结石。其中，输尿管中段和下段结石多首选输尿管镜激光碎石术。

与开放手术相比，输尿管镜激光碎石具有损伤小、痛苦轻、恢复快等优点。手术后通常1～2天就可以出院了，在有些医院可以进行日间手术。

与体外震波碎石相比，输尿管镜激光碎石避免了反复多次治疗、等待排石过程长、碎石效果不确定性等问题。输尿管镜激光碎石还适用于因为严重心脑血管疾病需要服用抗凝药物的患者，通常这些患者是开放手术或体外碎石的禁忌症。

12. 输尿管镜激光碎石治疗输尿管结石可以一次成功吗？

输尿管镜激光碎石技术目前广泛用于治疗输尿管结石患者。随着临床医生操作技术的熟练、输尿管镜成像光纤及激光技术的改进和辅助碎石工具（如结石捕获器 NTrap 等）的应用（图 20），输尿管结石一次碎石成功率越来越高。但是并不是所有输尿管结石的激光治疗都可以一次成功，其失败的主要原因有进镜失败和结石移位。

得益于输尿管镜的细小化和液压泵的运用，输尿管进镜在大多数情况下都能成功，但遇结石过大、嵌顿时间长或 ESWL 后等情况，结石附近输尿管可发生输尿管周围炎症、息肉，引起输尿管迂曲固定，或因肾积水对输尿管的推移造成输尿管迂曲，可引起进镜困难，而输尿管本身明显纤细、狭窄、扭曲等也会导致进镜困难。遇到这些情况时，一次完成输尿管结石碎石很困难，多需留置输尿管支架管待 2～4 周后进行二期手术。

激光碎石过程中结石上移到肾盂、肾盏内是输尿管镜治疗上段结石不成功的重要原因。结石在输尿管内位置越高、距离肾脏位置越近，手术时越容易冲回肾内，导致手术成功率下降（图 21）。一般来说，结石位于输尿管内位置越低，手术操作越容易，手术成功率就越高。输尿管中下段结石的成功率达 90%，甚至 100%。临床上输尿管镜碎石更适用于去除中下段输尿管结石、X 线平片无法显示的结石、体外冲击波碎石无效的上段输尿管结石、体外冲击波碎石治疗肾结石后所致的"石街"等。

如果是结石并发较多息肉或结石嵌顿时间较长、黏膜高度水肿和糜烂的患者，术中操作不当容易引起其输尿管穿孔、假道形成或者损伤组织脆弱的息肉或输尿管黏膜，可致出血。视野不清也可导致手术失败。

输尿管结石合并感染，特别是术中结石粉碎过程中有脓性尿液下排，这样的患者一般建议及时终止手术，留置输尿管支架管 2～4 周，同时积极抗感染治疗，待感染控制后进行二期手术。如果术中强行碎石，患者术中、术后易出现尿源性脓毒血症、感染性休克甚至危及生命等严重并发症。

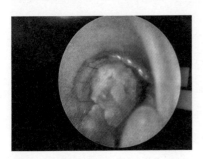

图 20 结石捕获器（如 Ntrap 捕获器）的应用，大大提高了结石碎石成功率

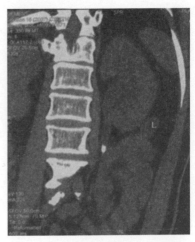

图 21 输尿管上段结石伴左肾积水（这类结石易在术中上行入肾盂，造成碎石失败）

13. 输尿管结石合并输尿管狭窄可以进行输尿管镜激光碎石吗？

输尿管结石合并输尿管狭窄（图 22）临床并不少见，常见原因有先天畸形、结石的炎性刺激和输尿管损伤等。对于这类病例，需要同时处理狭窄和结石，才能保证术后上尿路通畅。输尿管结石合并输尿管狭窄的患者，能否进行输尿管镜激光碎石要视患者具体情况（如输尿管狭窄的程度、长度、位置）而定，可采用更换管镜、扩张管扩张、镜体直接扩张、气囊扩张和内切开等方法。

（1）更换更细规格管镜：临床上经常遇到患者输尿管整个管腔较细，标准输尿管镜（F9.8）无法上行的情况。临床医生碰到此种情况往往会更换细输尿管镜（如 F6）进行碎石操作。

（2）扩张管扩张法：适用于输尿管开口狭窄的患者，在斑马导丝引导下插入扩张管逐级扩张，可扩张至 F12。

（3）管镜镜体直接扩张法：一般适用于输尿管狭窄程度较轻和狭窄段较短的患者，狭窄段长度在 1 cm 以内者较合适。先将导丝通过狭窄部，再引导输尿管镜通过，扩张狭窄段。碎石后退镜时要缓慢，若阻力较大，可在良好的肌松条件下缓慢摇摆退镜，以防将输尿管拉断。如管腔太窄、狭窄段较长，或缺少相应的手术设备时，不应勉强操作，推荐放置双 J 管 2～4 周后二期手术。

（4）气囊扩张法：输尿管狭窄程度较重而不适合导管扩张法、输尿管镜镜体扩张时，可行气囊导管扩张治疗，成功率较高。

（5）切开法：可用激光、冷刀切开。上段狭窄应在外侧切开；

跨髂血管处应在内前方或前外侧切开，避开输尿管后方的髂血管，以免损伤；壁内段应在6点处切开；髂血管以下输尿管在后外侧切开。切开深度以看见输尿管周围脂肪为宜，单一环形狭窄者能打开缩窄环即可。

输尿管狭窄经扩张或切开后均应放置双J管，并根据狭窄程度、长度和损伤情况，放置1～2根双J管，留置时间最少4～8周，必要时延长至3～6个月。结石远端输尿管狭窄切开后，手术中结石的处理与一般输尿管结石处理原则相同。中上段结石不宜反复取石，应尽量在直视下将结石击碎，以避免不必要的输尿管黏膜损伤。如需反复进镜取石，须留置安全导丝，以避免再次进镜时困难。镜下扩张或内切开效果不满意者，切勿勉强进镜，应放置双J管2～4周后二期手术。

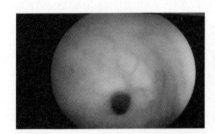 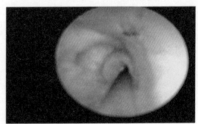

图22　输尿管管腔狭窄（输尿管镜下所见）

14. 输尿管结石合并感染可以进行输尿管镜激光碎石吗？

输尿管结石合并感染是泌尿系感染持续存在和反复发作最常见

的原因，在高龄女性和糖尿病病人中更为多见。输尿管结石使尿液瘀滞易并发感染，同时结石作为异物促进感染的发生，感染加速结石的生长和肾实质的损伤（图 23），两者形成恶性循环，严重时可导致肾积脓、尿脓毒血症、感染性休克甚至危及生命。因此，需要高度重视，并及时、正确处理输尿管结石合并感染。

输尿管结石合并感染，在感染控制前不能进行输尿管镜激光碎石手术。应根据结石部位、大小、感染的严重程度与肾积水的情况不同，采取不同的治疗方法，但总的原则是首先积极控制感染、充分引流，在此前提下进行输尿管镜激光碎石治疗。

输尿管结石合并感染具体治疗方法如下：①行尿液培养及药敏试验，应用广谱抗生素进行抗感染治疗。待培养结果出来后再改用敏感抗生素。部分结石直径较小患者，感染得到控制后输尿管黏膜水肿可消退，其管腔变大，结石可自行排出；结石直径较大患者，感染控制后可行输尿管镜激光碎石。术中控制灌注液压力及缩短手术时间（1 小时内）等是防止感染并发症的关键。②经过抗感染治疗，仍有发热，血常规与尿常规无明显好转，肾积水加重者应及时进行尿液引流，可置入双 J 管或肾造瘘管引流。③待感染控制，病情稳定后再行输尿管镜激光碎石，术后继续抗感染治疗与引流。

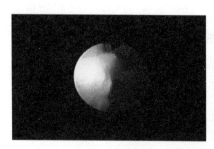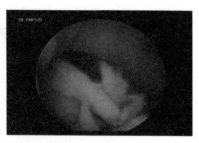

图 23　输尿管镜下见输尿管结石感染合并白色脓苔形成

15. 输尿管镜激光治疗输尿管结石是否需要放置引流管?

输尿管镜激光碎石术后一般常规留置双 J 管（图 24），一方面是为了引流尿液，防止结石碎块引起尿路梗阻、发生肾绞痛，另一方面是为了减少手术后输尿管狭窄发生。一般对身体是没有明显影响，绝大多数的患者都可以忍受的，有少部分的患者可能会出现腰酸、活动后血尿等。

放置双 J 管有几大不可替代的好处：①可以使输尿管的管径扩张变大，防止输尿管术后发生痉挛，或结石碎块、血块堵塞引起肾绞痛；②有利于输尿管内的结石碎块排得更快；③可以保证输尿管激光碎石术后结石碎屑排石受堵时，尿液沿双 J 管（空芯）向下流，不至于引起尿路梗阻导致肾积水；④保证输尿管手术损伤或者狭窄切开的切口愈合更快；⑤治疗输尿管狭窄，内支撑防止狭窄瘢痕再次愈合形成狭窄；⑥引流肾盂内的积水与积脓，有利于感染控制。

双 J 管留置期间，支架管与输尿管、膀胱摩擦可能引起轻度血尿，所以留置双 J 管期间应避免剧烈、长时间活动。输尿管结石术后双 J 管一般留置 2～4 周，术后复查尿常规及腹部 KUB 平片，了解有无尿路感染、留置双 J 管位置及结石排出情况，如结石排净可局麻膀胱镜下拔除双 J 管。双 J 管长期留置体内易导致感染或失去弹性，易发生断裂残留在肾脏，也会存在双 J 管难以取出等情况。另外，双 J 管的外表以及两端 J 型弯勾都有可能粘附上钙盐沉积，甚至长成椭圆形结石，往往造成拔管困难甚至需要手术处理。

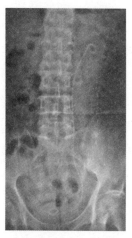

图 24　左侧输尿管结石术后留置的双 J 管

16. 输尿管镜激光治疗输尿管结石有哪些并发症？

输尿管镜激光碎石是近些年兴起并被迅速推广的、用于治疗输尿管结石的微创新技术。总的来说，该技术微创、安全、疗效高，但毕竟是泌尿外科中等级别的手术，术中、术后依然会出现如下并发症可能，甚至导致严重的后果。

（1）置镜失败：输尿管镜不能插入输尿管口，或虽能插入却不能顺利通过输尿管壁间段，或受阻于输尿管腔内某处。

（2）输尿管黏膜下损伤：这是最常见的而又容易被术者忽视的术中并发症。容易发生于输尿管口和输尿管膀胱壁间段、输尿管扭曲成角的部位。

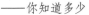
（3）输尿管穿孔：输尿管穿孔发生率为2%～17%，平均4.4%。随着输尿管镜操作技术的普及，输尿管穿孔发生率也在逐渐降低。较小的输尿管穿孔可留置输尿管内支架管；如穿孔太大或置入内支架管无效，可行经皮肾造瘘或开放手术修补穿孔。

（4）输尿管撕脱：是输尿管镜碎石术最严重的并发症之一。随着输尿管镜操作技术的普及，发生率较低。临床医生进退镜操作动作要轻柔，切忌粗暴用力，一旦术中发生应马上进行开放手术修补，视损伤部位和长度可采用输尿管膀胱吻合或回肠代输尿管术、自体肾移植等措施。

（5）结石移位、残留：输尿管上段结石术的碎石环节中，结石易上行入肾脏内，导致碎石失败，或结石负荷大，术后输尿管易形成"石街"。术中应用结石捕获器（如Ntrap）可以大大避免或减少此并发症的发生。

（6）出血：输尿管镜激光碎石术后，通常会引流出淡红色尿液，一般在1～3天后转清。原则上不需要任何特殊的处理（图25）。

（7）感染：多数表现为发热，部分术前合并尿路感染者，由于术中灌注导致返流性感染，术后可出现高热，严重者发生尿源性脓毒血症、感染性休克、甚至死亡。术前积极控制感染，待感染控制后手术对于减少术后严重感染并发症的发生至关重要。

（8）狭窄：为输尿管镜激光碎石术的远期并发症，迄今临床上还没有彻底治愈输尿管狭窄的方法，一直是泌尿外科医生比较棘手的难题。术中轻柔的操作、减少输尿管损伤和积极控制感染是预防输尿管狭窄发生的关键因素。少数发生狭窄患者，因为没有及时、定期到门诊复查，最终导致患侧肾功能进一步损伤甚至无功能肾。

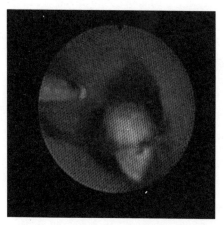

图 25　碎石过程中激光损伤引起出血

17. 输尿管镜激光治疗输尿管结石术后要注意哪些事项？

输尿管镜激光碎石不仅可帮助患者避免传统开放性手术带来的痛苦，而且能直视下处理结石，对患者造成的损伤较小，无皮肤创口，成功率高，住院时间短，术后恢复快、安全等优点，一般术后1～2天即可出院。

术后仍需注意：①密切观察患者的生命体征变化，及时发现是否有继发性出血或感染性休克的可能，并及时处理；②观察腹部是否有腹痛、腹胀，压痛及反跳痛等症状，有无膀胱刺激征及肾区不适等情况；③保持尿管引流通畅，注意观察尿液的颜色、性状、量，并做好记录，发现异常应及时给予必要处理；④注意观察尿道口是否有分泌物，做好尿道口的护理；⑤监测体温的变化，如患者出现寒战、高热，应给予急查血、尿常规及血、尿培养，及时调整抗生素，积极抗感染；⑥鼓励患者多饮水及早期下床活动。

出院务必再三叮嘱患者 2～3 周门诊复查尿常规及腹部平片，了解有无尿路感染、留置双 J 管位置及结石排出情况，决定双 J 管拔除时间。再强调一遍：输尿管镜碎石术后，患者千万不要忘记找医生拔除体内的双 J 管。

对于伴有输尿管狭窄患者，双 J 管拔除后须定期（每 1～3 个月）门诊复查，了解肾积水、结石复发及输尿管狭窄情况。如有异常发现及时处理干预，防止狭窄复发或者再形成的结石造成肾脏积水（图 26），肾功能进一步损伤甚至无功能肾。

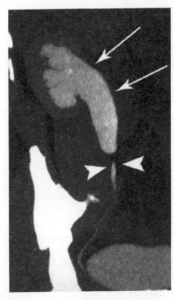

图 26　输尿管镜术后，输尿管上段狭窄复发导致输尿管上段
扩张和肾脏积水

18. 经皮肾镜激光碎石可以治疗输尿管结石吗？
是如何进行的？

经皮肾镜激光碎石当然可以治疗输尿管结石。经皮肾镜激光碎石俗称"打洞碎石取石"，其优势在于结石取净率比较高。具体进行的步骤有：

①在超声或X线的引导下，从患者腰背部进入，建立从皮肤到肾脏内的操作通道，其直径约为5～10 mm。②置入肾镜，通过成像系统，在显示屏上清晰显示肾脏内结构、输尿管以及其内的结石。③直视下置入激光光纤，使用钬激光击碎结石，击碎的结石通过建立的通道，在灌注液的作用下被冲出，或被钳出体外。④手术结束后，根据术中情况，留置双J管以及肾造瘘管。⑤根据术中情况，也可能使用输尿管软镜，通过经皮肾通道进入输尿管碎石，尤其在输尿管结石位置较低、输尿管扭曲等情况下。

19. 哪些输尿管结石需要经皮肾镜激光碎石治疗？

经皮肾镜激光碎石术处理输尿管结石的主要的适应症有：①较大的输尿管上段结石（位于第四腰椎［L4］水平以上），尤其是当结石超过2 cm，或患者存在肾积水比较严重、合并感染等情况。②由于输尿管条件限制（如狭窄、扭曲、息肉包裹等）或尿流改道术后，造成通过输尿管镜逆行处理困难的输尿管结石。③体外冲击波碎石无效或输尿管镜手术失败的输尿管结石。

20. 经皮肾镜激光碎石治疗输尿管结石创伤大吗？有哪些并发症？

与开放手术相比，经皮肾镜激光碎石治疗输尿管结石不需要开刀，腰部的切口通常在 4～8 mm 左右（"打洞"手术），对人体创伤小，有手术时间可控、住院时间短、取石彻底、患者痛苦轻、术后恢复快等优点。

可能的主要并发症有：①经皮肾穿刺可能损伤邻近脏器（包括结肠、十二指肠、肝脏、脾脏、胸膜等），必要时需手术探查及修补；②经皮肾镜术后可能出现急性出血或迟发性出血（假性动脉瘤或动静脉瘘形成），严重者需行选择性肾动脉栓塞（DSA），极端情况下，可能行肾切除；③输尿管上段结石经皮肾镜术后，可能存在输尿管梗阻，导致狭窄；④可能存在术后结石残留、复发；⑤术后可能出现肾脏或肾周感染，严重者可出现尿脓毒败血症；⑥可能存在冲洗液外渗引起术后腹胀、麻痹性肠梗阻。

需要指出的是，经皮肾镜激光碎石治疗输尿管结石是一项成熟的微创手术。在技术成熟的大医院，该技术并发症的概率很低。随着近年来超细经皮肾镜（UMP）的出现，"洞"越来越小，并发症的概率也越来越低。

21. 经皮肾镜激光碎石治疗输尿管结石术后要注意哪些事项?

①患者术后需要监测生命体征，观察尿液颜色，结合血常规检查，判断有无出血和感染的发生，特别是要警惕尿源性脓毒血症的出现。②术后注意排气情况，在通气的情况下，尽早进食。③患者术后三个月，特别是一个月内，避免剧烈的体育活动。④术后5～7天左右是假性动脉瘤较常出现的时间，注意尿色的变化，必要时复查血常规，监测血红蛋白变化。⑤在得到结石分析结果后，根据结石成分，指导患者改变生活习惯及饮食习性，做好预防工作。⑥积极做好复诊，一般来说，术后1个月患者应进行门诊复诊，在复查时，检查超声、腹部KUB平片或者CT，较早了解是否出现复发或积水的情况。

22. 儿童输尿管结石可以进行激光碎石吗?

儿童输尿管结石可以进行激光碎石手术，但相对于成人，儿童的结石形成往往伴随着解剖异常、饮食失调以及受遗传代谢、药物或者感染等因素的影响。在保守治疗无效、体外冲击波碎石（ESWL）效果欠佳以及某些特定的情况下，可以根据患儿实际情况，选择输尿管镜下或者肾镜下激光碎石手术。

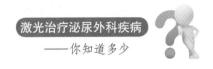

23. 儿童输尿管结石激光碎石术后需要注意哪些事项？

首先，注意寻找儿童输尿管结石的发病原因。患儿碎石后的结石标本必须进行结石成分分析。像胱氨酸结石或者药物性结石（如头孢曲松或者三聚氰胺引起的特殊类型结石）等，结石分析能够明确诊断，并根据病因给出清晰的预防方案。

其次，要求患儿在手术之后做好一般性的预防措施，如多喝水、适当的运动、避免吃一些辛辣刺激的食物等。儿童新陈代谢较快，应根据每个患儿的实际情况制定个性化的预防方案，不能盲目地限制蛋白质以及蔬菜的摄入。

第三，术后一定要注意按照医生的医嘱定时到医院复查，如果在复查的过程中发现有残留的结石没有及时排出，可以及时在医生的指导下决定进一步的治疗方案。

（三）膀胱结石

1. 膀胱结石形成的病因有哪些？

（1）基本病因

膀胱结石（图27、28）是指在膀胱内形成的结石，分为原发性膀胱结石和继发性膀胱结石。

1）原发性膀胱结石：是指在膀胱内形成的结石，多由于营养不良引起，多发于儿童。

2）继发性膀胱结石：是指来源于上尿路或继发于下尿路梗阻、感染、膀胱异物或神经源性膀胱等因素而形成的膀胱结石。

（2）诱发因素

1）患有下尿路梗阻的疾病，包括尿道狭窄、前列腺增生、膀胱内异物、膀胱憩室等；

2）代谢：肥胖、高血压等；

3）尿路感染：变形杆菌感染最常见；

4）遗传：有膀胱结石家族史者；

5）气候：亚热带或热带高温高湿地区，夏季是高发季节；

6）饮食不当：饮水不足，长期低蛋白、低磷酸盐饮食，维生素 A 和维生素 B6 长期摄入不足；

7）长期服用某些药物：过量的糖皮质激素、维生素 C（每日超过 4 g），过量的维生素 D 或鱼肝油、磺胺类药物、头孢曲松钠等；

8）患有导致钙代谢异常的消化性疾病，如炎症性肠病、慢性腹泻等；

9）接受过膀胱手术或者导尿管插入等医学操作；

10）其他因素：肿瘤表面坏死、变性、钙化可继发结石病的形成，而血吸虫病的虫卵在膀胱内也能作为核心而形成结石。

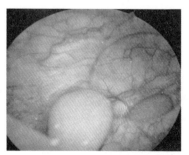

图 27　膀胱镜下见到的膀胱结石图像

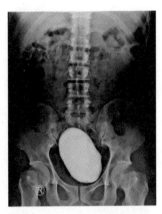

图28　X光线下的膀胱结石

2. 膀胱结石有哪些临床症状?

大多数膀胱结石患者可以没有症状,当结石阻碍尿液排出或者刺激膀胱壁时症状比较明显。典型症状如下:

(1)下腹部疼痛:排尿时疼痛最明显,常向会阴部(男性可以向阴茎头部)放射;有些患者在改变体位后可使疼痛缓解。男性儿童患者常因排尿时的剧烈疼痛而拽拉阴茎,哭叫不止,大汗淋漓。

(2)排尿困难:随结石在膀胱内位置的改变而时轻时重;可出现间断性排尿中断;患病男童可出现排尿时用手揉搓阴茎或跑、跳等,改变体位后可继续排尿;结石嵌于膀胱颈口时可出现急性尿潴留。大结石不容易堵塞尿道内口,故反而不会出现排尿中断的现象。

(3)血尿:大多为小便末段血尿。

(4)感染:膀胱结石合并感染时,可出现明显尿频、尿急、尿痛和脓尿。

3. 激光可以治疗膀胱结石吗？

临床医生现在通常应用激光来治疗膀胱结石，其效果是肯定的，并且具有明显优势：

（1）安全：钬激光碎石过程中其组织穿透深度小于 0.4 mm，组织无损伤或损伤极为轻微，所以在碎石的过程中是安全有效的。

（2）高效：钬激光的高效碎石作用主要依靠热效应。碎石过程中，结石表面的水和结石中的水吸收钬激光的能量后汽化形成小球，汽化小球随后裂解所形成的冲击波产生二次压力，使结石粉碎。

（3）治疗时间短：钬激光治疗膀胱结石是将膀胱镜经尿道置入膀胱，在窥视下利用激光碎石设备将结石击碎并取出。由于是通过自然腔道的微创手术，因此手术损伤小、恢复快，住院 1～2 天即可出院。

（4）微创：钬激光对人体组织的穿透深度很浅，小于 0.4 mm。因此在碎石时可以做到对周围组织损伤最小、安全性极高。

4. 体外冲击波碎石治疗膀胱结石是用激光碎石吗？两者有什么区别？

体外冲击波碎石与激光碎石是两个概念。通俗地讲，体外碎石就相当于"隔山打牛"。利用超声或 X 线体外定位，将冲击波能量聚焦于到患者体内结石处，在冲击波能量作用下，将结石粉碎。它的优点显而易见：创伤小、恢复快、操作方便、无须麻醉、费用远较手术低。但体外碎石也有局限性，包括以下几点：①对于较大（3 cm 以上）、较硬结石碎石效果欠佳。②同一部位反复多次碎石可能造成膀胱受损。③受膀胱周围肠道气体干扰有时结石定位困难。④碎石后需要患者自己排石，排石过程仍会引起疼痛，较大结石碎石后可能造成二次堵塞。⑤体外碎石过程中膀胱结石在膀胱内位置不固定，不易被聚焦而碎石难度大。所以，体外冲击波碎石治疗膀胱结石应选择合适病例。

那么，什么是激光碎石呢？如果说体外碎石是"隔山打牛"的话，那么激光碎石可谓"直捣黄龙"。

所谓激光碎石，其实就是微创手术，是一种腔内碎石技术，其基本特点是通过膀胱镜将激光光纤送入膀胱内结石位置，通过激光能量将结石粉碎。激光的种类有很多，在泌尿外科结石治疗领域应用最多的是钬激光。钬激光波长 2.1 μm，是脉冲式激光，产生的能量可使光纤末端与结石之间的水汽化，形成微小的空泡，并将能量传至结石，使结石粉碎成粉末状。与此同时，水吸收了大量的能量，减少了对周围组织的损伤。另外钬激光对人体组织穿透深度小于 0.4 mm，对周围组织损伤小。因此用钬激光碎石，不仅高效，而且微创、安全。

5. 哪些激光可以治疗膀胱结石？

随着科技进步，目前激光已成为泌尿外科手术器械的"左膀右臂",其中用于膀胱结石治疗的最常用的碎石武器为钬激光。钬激光波长 2.1 μm,属脉冲式激光。钬激光产生的能量可使光纤末端与结石之间的水汽化,形成很多微小的气泡,气泡破裂后能量传至结石,使结石粉碎,同时结石周围的水(冲洗液)吸收了大量的能量,大大减少了对周围组织的热损伤。因此激光治疗膀胱结石创伤小、安全性高。钬激光的应用,使泌尿系结石的微创治疗迈上了一个新台阶。

6. 激光可以治疗哪些膀胱结石?

绝大多数的膀胱结石可以进行经尿道膀胱结石激光碎石术。但遇到下列情况,如膀胱容量过小、膀胱结石负荷大、尿道狭窄或经尿道途径困难如小儿、膀胱重建术后等患者,则不宜行经尿道膀胱结石激光碎石。

7. 激光如何治疗膀胱结石?

采用膀胱镜下激光碎石术,在麻醉成功后,经尿道将带摄像头的膀胱镜插入膀胱,激光光纤通过膀胱镜的特殊通道进入膀胱内,直视下应用激光碎石,将结石粉末化或者击碎成 3 mm 左右碎石,再用冲洗器将粉碎后的结石冲出,达到清石的目的。膀胱镜碎石取石术术中出血较少,术后并发症少,且能达到完全清石的效果,是

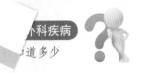
有效的一种微创手术方式，目前在泌尿外科应用较为广泛。

膀胱结石合并前列腺肥大（前列腺增生症）是否适合用激光治疗？可以同时治疗吗？

前列腺肥大可导致下尿路梗阻，使小结石和尿盐结晶沉淀积聚而形成膀胱结石。因此我们不仅需要治疗膀胱结石，同时更需要治疗前列腺肥大，去除膀胱结石的致病因素，从而预防膀胱结石的复发。因此，激光治疗膀胱结石的同时可以治疗前列腺肥大（具体请见"激光治疗前列腺肥大"章节）。一方面可减少患者的住院及麻醉次数，减少不适和痛苦；另一方面，在激光治疗膀胱结石的同时可治疗前列腺肥大，可以解除膀胱出口的梗阻，有助于术后的排石。但对于具体病人而言，治疗膀胱结石的同时是否可以治疗前列腺肥大，需要根据患者的膀胱结石和前列腺的具体情况以及病人的全身情况是否可以忍受两种手术同时进行等因素综合考虑。

9. 激光治疗膀胱结石合并前列腺肥大是如何进行的？

前列腺肥大，即前列腺良性增生症（图 29），合并膀胱结石的手术我们称为"经尿道膀胱结石钬激光碎石 + 前列腺激光气化 / 剜除术"。首先需要在麻醉的前提下经由尿道插入带摄像头的膀胱镜，可视下用钬激光将膀胱结石击碎（图 30），继而将结石碎块冲洗出体外，膀胱结石完全冲洗彻底后再进行下一步前列腺肥大手术治疗（前列腺激光气化或者剜除等），治疗膀胱结石的同时治疗前列腺肥大，去除致病诱因，预防膀胱结石复发，恢复排尿通畅（图31）。

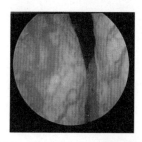
图 29　前列腺增生膀胱镜下视图

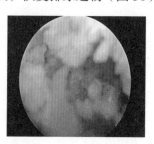
图 30　膀胱结石碎石后

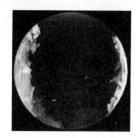
图 31　膀胱镜下钬激光前列腺剜除术后尿道全景

10. 膀胱结石合并膀胱肿瘤是否可以用激光治疗？可以同时治疗吗？

膀胱结石是泌尿外科临床上常见的疾病之一，但同时合并膀胱肿瘤的并不多见，治疗方式的选择除了要考虑病人本身的身体情况如心肺脑功能之外，主要是依据膀胱结石的大小、数量，膀胱肿瘤的大小、数量、部位，以及肿瘤浸润和侵犯周围组织的程度进行分期分级，综合考虑患者全身和结石、肿瘤的局部情况，评估后再制定最佳的治疗方案。以往膀胱结石的治疗多采用经尿道大力钳碎石术或气压弹道碎石术，而膀胱肿瘤则多行经尿道电切术治疗，辅以术后膀胱灌注化疗，但对于膀胱结石合并膀胱肿瘤的患者，以上方法的联合应用增加了手术的难度和风险，术中及术后的并发症也会增多，从而影响手术的效果。而激光技术的出现，为膀胱结石合并膀胱肿瘤的治疗提供了一种崭新的方法。如果膀胱结石合并膀胱肿瘤患者经过术前评估适合使用激光治疗，那么使用激光同时治疗膀胱结石合并膀胱肿瘤是安全可靠的。激光是目前临床上治疗膀胱结石和膀胱肿瘤的一种新技术，具有手术创伤小、手术时间短、术后恢复快等优点。而钬激光是目前泌尿外科手术中应用最多的一种脉冲式激光器，它不仅具有碎石功能，而且还具有切割、汽化和止血作用，在治疗膀胱结石合并膀胱肿瘤方面具有独有的优势。选择合适的病人同时进行经尿道钬激光治疗膀胱结石合并膀胱肿瘤疗效肯定，并发症少，创伤小，操作简单，术后肿瘤复发率低，是一种安全有效的微创手术方法。

11. 激光治疗膀胱结石合并膀胱肿瘤是如何进行的？

首先是选择合适的病人进行激光治疗膀胱结石合并膀胱肿瘤，以临床上常用的钬激光为例，钬激光波长为 2100 nm，以脉冲方式发射，脉宽 ≤450 μs，通过激光传导光纤将激光产生的能量传递至作用物表面，接触面可瞬间达到高温，并可对组织进行汽化和切割，同时还有止血作用，钬激光对生物组织的穿透深度小于 0.4 mm，热损伤区域为 0.5～10 mm，故其对周围正常组织热损伤小，手术安全系数高，类似于一把星球大战中的激光剑。激光治疗膀胱结石合并膀胱肿瘤的病人，首先进行膀胱结石激光碎石术，再行激光切除膀胱肿瘤。麻醉成功后，患者取截石位，经尿道置入膀胱镜，然后经膀胱镜镜鞘置入激光光纤，首先使光纤末端与结石表面的水被汽化，形成微小的空泡，并将产生的能量传至结石，将结石粉碎。如果有较大的结石碎块，可以通过膀胱镜冲洗排出，小的细末样结石可以随尿液自行排出。激光碎石时结石震动小，结石不易移动，故能安全有效地击碎所有膀胱结石，处理完膀胱结石后，继续处理膀胱肿瘤，需要完整切除肿瘤，对肿瘤切除的范围和深度都有一定的要求，激光光纤在指示光的指引下，对准肿瘤及周围 2 cm 范围，汽化肿瘤瘤体、蒂部，直至肌层，直至将肿瘤完整切除，创面彻底止血。由于激光的独特优势，应用激光技术可以同时治疗膀胱结石合并膀胱肿瘤，微创、安全、高效，极大地减少了病人的痛苦。

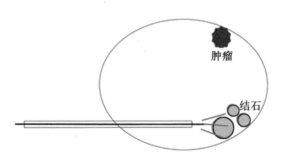

图 32　激光治疗膀胱结石合并膀胱肿瘤示意图

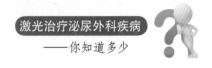
12. 激光治疗膀胱结石需要住院吗?

激光治疗膀胱结石是需要住院治疗的,由于激光治疗膀胱结石需要麻醉下进行,因此需要术前完善麻醉及手术相关常规检查,年龄较大及基础疾病较多者需术前完善心肺功能检查;如有尿路感染需控制感染后再行手术,术后需要注意观察,如有术后并发症,如出血、尿道膀胱穿孔、感染等,需要及时处理。

13. 激光治疗膀胱结石术前需要做哪些检查?

激光治疗膀胱结石术前检查主要是对病人进行全身情况评估以及进一步了解膀胱结石的情况,综合考虑各项检查结果,制定安全有效的治疗方案,防止术中、术后的并发症,保证手术安全。术前检查包括实验室检查和影像学检查。实验室检查包括实验室常规和重要脏器功能检查,血常规、尿常规、尿培养、出凝血时间检查、血生化全套检查、心、肺、脑、肝、肾功能相关常规检查、尿培养等;影像学检查包括胸片,双肾、双侧输尿管、膀胱 B 型超声,静脉肾盂造影、泌尿系 CT,必要时行尿道逆行造影等。

14. 激光治疗膀胱结石是否有伤口（切口）？

　　激光治疗膀胱结石手术属于微创手术，经尿道置入腔镜设备和激光光纤，手术过程中激光可能会在膀胱黏膜上留下微小的损伤，一般无须特别处理，术后自行愈合，除此之外，病人体表不会有伤口或切口。

15. 激光治疗膀胱结石患者是否很痛苦？需要麻醉吗？

　　激光治疗膀胱结石手术属于微创手术的一种，具有创伤小、痛苦小、恢复快等优点，为了减少患者经尿道置入腔镜设备和碎石过程中可能带来的轻微不适感，病人通常采用低位腰麻、骶麻或硬脊膜外腔阻滞或者全身麻醉，从而保证病人术中及术后的舒适感。

16. 激光治疗膀胱结石有哪些并发症？

　　虽然激光治疗膀胱结石是一种已经被证实为安全有效的微创手术，但它毕竟是一种手术，任何手术术中、术后都有发生并发症的风险。激光治疗膀胱结石的并发症包括：①出血。多由于激光碎石过程中损伤膀胱黏膜，或者碎石过程中结石碎片在膀胱内移动时可能划伤膀胱黏膜，一般出血多比较轻微，多可自愈，无须特别处理。如果出血明显，可使用激光止血。②膀胱穿孔。多由于碎石过程中激光光纤直接接触膀胱引起，术者应根据损伤的轻重程度，进行相应的处理。③尿道损伤。多由于尿道狭窄时强行置入膀胱镜引起。因此操作时应动作轻柔，充分润滑，避免强行置镜。④感染。对于膀胱结石合并感染病人，术前要积极控制感染，待感染控制好后再行手术，术中尽量缩短手术时间，术后加强抗感染治疗，如出现感染及时处理。

17. 激光治疗膀胱结石术后的注意事项有哪些？

激光治疗膀胱结石术后的注意事项：①多饮水。建议术后每天的饮水量应该控制在 2000 ml 以上，从而保证每天的尿量在 2500 ml 以上，这样不仅有利于术后结石碎片的排出，也可以防止结石的复发。②合理的饮食。在生活中无论是患有哪种疾病在经过手术后都是需要注意饮食结构的调整，对于膀胱结石在术后要注意饮食清淡、低脂肪、低蛋白的食物，不可以过早食用油腻食物，同时还要注意避免暴饮暴食。在术后可以多吃一些新鲜的蔬菜水果，如西瓜、苹果、黄豆等。还要注意调整饮食习惯，减少摄入诱发结石的食物，如果是含钙高的结石，那么就要减少高钙奶、豆制品的摄入，尿酸结石还要注意减少动物内脏等高嘌呤类的食物。③手术之后还可能会有短时间的出血现象，一般为轻度血尿，如果血尿明显，就及时去医院就诊。④定期复查，以了解术后结石是否清清除净，以及及时发现结石复发情况。

18. 激光治疗膀胱结石术后结石会复发吗?

治疗膀胱结石无论采用何种治疗方式，术后都有结石复发的可能，因为结石复发与结石形成的诱发因素相关，与手术方式无关，结石诱因不去除，结石就有可能复发，所以只有采取正确的措施去除诱发因素，才可以预防激光碎石术后结石复发。膀胱结石在临床上较常见的诱发因素包括：

（1）下尿路梗阻：许多小的肾和输尿管结石以及尿盐沉淀排入膀胱后，在膀胱排尿顺畅的情况下，均可随尿液排出，不会形成膀胱结石。但当有下尿路梗阻时，如尿道狭窄、先天畸形、前列腺增生、膀胱颈部梗阻、膀胱膨出、憩室、肿瘤等，均可使小结石和尿盐结晶沉积于膀胱而形成结石，所以早期发现这些疾患，尽早治疗是预防结石复发的关键。

（2）膀胱异物：膀胱异物如导管、缝线、蜡块、发卡、电线等均可作为核心使尿盐沉积于其周围形成结石。

（3）感染：继发于下尿路梗阻或膀胱异物的感染，容易形成膀胱结石。

（4）代谢性疾病：代谢性膀胱结石有胱氨酸、尿酸结石等。

（5）遗传因素：有家族遗传倾向的结石患者，术后更容易复发结石。

（6）肾结石或输尿管结石也容易下行落入膀胱。只有真正从根本上去除这些复发的高危因素，才可以预防和减少膀胱结石的复发。

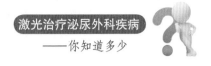

（四）尿道结石

1. 尿道结石的病因是什么？

尿道结石分为两种，一种是原发性，一种是继发性。所谓原发性，就是在尿道内形成的。所谓继发性就是膀胱或上尿路结石从膀胱颈部进入尿道形成。由于女性的尿道呈现"短、宽、直"的特点，所以结石极难生成或阻滞与此，发生率极低。而男性尿道原发性结石是由于各种原因诱发尿流停滞、感染、尿道畸形等因素形成。尿道的狭窄、憩室或盲道形成的尿路梗阻，合并慢性感染和异物，更容易形成结石。此外血吸虫病以及皮肤代尿道术后尿道内的毛发也诱导结石形成。女性尿道结石多与尿道憩室有关。

大部分尿道结石是继发性结石，从上尿路和膀胱排泄到达尿道后受阻停留，特别容易停留在尿道几个容易嵌顿的部位，如尿道前列腺段、球部、近端阴茎部尿道、舟状窝和尿道外口。

2. 尿道结石有哪些临床表现？

原发性尿道结石生长缓慢，一般不会引起急性症状。多数表现为阴茎腹侧或者阴道前壁逐渐增大而且质地坚硬的肿物，有时合并尿道分泌物，性交不适，血尿和尿道刺激征。而继发性结石往往引起急性症状。例如急性尿潴留、尿频、排尿中断伴疼痛、尿滴沥或尿失禁。结石可以引起剧烈疼痛。疼痛可向会阴直肠放射。放射性诊断如平片、CT、静脉尿路造影可帮助明确诊断。

3. 激光可以治疗尿道结石吗?

目前,激光在尿道结石的治疗中已经得到了广泛应用,尤其对于合并尿道狭窄的尿道结石。对于前尿道结石,如果无法通过扩张尿道,钳夹取石,可以应用激光进行原位碎石。对于后尿道结石,可以将结石推入膀胱,再按膀胱结石进行激光碎石。

4. 激光如何治疗尿道结石?

对于前尿道结石,如果无法应用血管钳或取石钳钳夹取石,可以应用激光进行原位碎石。对于后尿道结石,可以将结石推入膀胱,再按膀胱结石进行激光碎石。尿道结石也主要使用钬激光在膀胱镜或输尿管镜直视下,从尿道外口进入进行碎石(图33)。但是如果结石远端的尿道狭窄明显或狭窄段细长,则可以从膀胱造瘘口经膀胱颈部到达结石部位,插入钬激光光纤,将结石粉碎。对于较大的结石碎块,可用取石钳逐个取出。

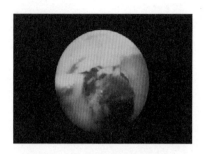

图33 尿道结石钬激光碎石

5. 哪些尿道结石适合激光治疗？

绝大部分的尿道结石都适合激光治疗。但对于以下情形的尿道结石，不适合激光治疗：①结石合并感染，需积极抗感染后再进行激光碎石。②结石合并严重的尿道狭窄或尿道闭锁，需要行开放性手术进行尿道修补或重建。③前尿道结石，结石不大者，可以尿道挤压或者血管钳／异物钳取出。

6. 激光治疗尿道结石需要住院吗？

虽然激光治疗尿道结石创伤小，术后恢复快，但对于比较复杂的尿道结石、尿道结石合并尿道狭窄或后尿道结石需要推入膀胱进行碎石的病例，需要短时间住院治疗，一方面进行常规术前检查，另一方面也有利于术后观察。

7. 激光治疗尿道结石有什么并发症?

激光治疗尿道结石的主要并发症:

(1)尿道损伤:多为医源性,手术操作中器械及激光损伤尿道黏膜。术中操作轻柔,后尿道结石推入膀胱按膀胱结石处理。

(2)出血:多为手术操作引起,不需特殊处理,一般术后 1～2 天缓解。

(3)尿路感染:手术操作时间尽量短,术后及时控制感染,如留置尿管则尽量缩短留置时间,鼓励术后患者多饮水。

(4)尿道狭窄:远期并发症,多为术后瘢痕形成或反复感染引起,如出现尿线细或排尿困难,尿道狭窄段较短者及时行尿道扩张必要时行尿道冷刀切开,尿道长段狭窄必要时行尿道狭窄段切除再吻合。

8. 激光治疗尿道结石术前需要做哪些检查?

除了常规术前检查之外,需要对尿道结石及尿道的解剖情况做全面了解,行静脉尿路造影、尿道造影摄片或者通过膀胱造瘘管顺行造影等检查,可以较好地了解尿道结石的大小、所在部位、与尿道的解剖关系等,为激光治疗提供重要依据。

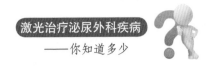

9. 激光治疗尿道结石术后需要注意哪些事项？

尿道结石激光治疗后主要注意事项：①观察尿道是否有出血。②有无尿路感染，术后注意尿常规及细菌培养，如有无感染及时应用敏感抗生素。③术后如有尿道疼痛，及时应用解痉止痛药物处理。④术后导尿管护理，及时擦拭尿道外口及尿管，预防感染，尽早拔除尿管。⑤术后拔除导尿管后观察排尿是否通畅及尿线粗细情况及有无血尿。⑥术后观察是否出现尿线细或排尿困难，如有考虑尿道狭窄可能，及时处理。

第二章
激光治疗泌尿系统肿瘤

（一）肾肿瘤

1. 肾肿瘤有哪些分类？

肾脏是人体泌尿系统的重要器官，起着过滤血液中废弃物质的作用。尿毒症就是因为肾功能不良导致血液中废弃物质过多而引起的。正常人体中左右各一个肾脏，肾脏是实体脏器，会生长肿瘤。目前肾肿瘤分类主要分为肾良性肿瘤和肾恶性肿瘤。肾良性肿瘤主要包括相对常见的错构瘤及少见的肾球旁细胞瘤、肾嗜酸细胞瘤。肾恶性肿瘤包括肾细胞癌和肾母细胞瘤等。

2. 肾肿瘤有哪些临床表现？

肾肿瘤早期临床多无明显症状，随着疾病进展患者可有无痛性血尿、腰痛、腰腹部肿块等临床表现，亦可有如体重减轻、乏力、贫血、消瘦、发热、高血压、血沉快、肝功能异常等临床表现，若肿瘤破溃出血严重甚至出现休克。肾癌常见的转移部位有肺、骨、脑、肝、腹膜后淋巴结等，转移的相应症状为咳嗽、咯血、病理性骨折、头痛、颈部皮下肿块等。

3. 肾肿瘤目前主要的治疗方法有哪些？

肾良性肿瘤大多数随访不需要手术处理，肾错构瘤大于 5 cm 或合并出血则可行肾部分切除或肾根治性切除术。肾恶性肿瘤中最为常见的肾细胞癌为肾透明细胞癌。目前临床常用治疗方法：外科手术（保肾手术、根治性肾切除术）、微创治疗（激光、射频消融、冷冻消融、高强度聚焦超声）、肾动脉栓塞、靶向治疗、免疫治疗等都是肾癌的治疗方法。近些年开展的新型放化疗和靶向免疫治疗对肾癌复发或转移病灶亦能起到较好的控制作用。

4. 哪些激光能治疗肾肿瘤？

目前临床上应用激光治疗肾肿瘤的手术主要是保肾手术（即肾部分切除术），常用的激光主要包括钬激光、铥激光及半导体激光等。钬激光是一种波长为 2100 nm 的固态脉冲激光，铥激光波长为 $1.75 \sim 2.22$ μm，因此称为 2 μm 激光，半导体激光的波长 980 nm/1470 nm。

这些激光的共同特点是可以对肾脏肿瘤进行精准切割、汽化，同时具有良好的止血功能，对于特定类型的肾肿瘤，是一种比较适合的治疗方法。

5. 激光适合治疗哪些肾肿瘤？

对特定类型的肾肿瘤可以应用激光进行治疗。在肾细胞癌中，肿瘤相对较小、外生性生长，肿瘤位置合适尤其位于肾上或者下极的肾肿瘤。这些肾肿瘤适合行保肾手术或者不需要在手术中对肾动脉进行阻断的肾细胞癌相对适合采用激光治疗，对于靠近肾脏大血管的肾脏肿瘤不建议采用激光治疗，因为激光产生的热能可能会损伤大血管。目前在肾良性肿瘤中的激光治疗应用相对较少。

6. 激光治疗肾肿瘤有哪些优势？

临床应用表明，激光治疗在肾肿瘤具有止血效果好，切割、汽化准确、快速，术后切面光滑、平整的优势。正是由于激光治疗具有高效切割软组织、止血效果好，对周围正常肾组织损伤较小等优势，特别是由于其在切割肿瘤的同时迅速止血，从而保持手术视野清晰，便于术者对周围组织进行观察、处理，降低肿瘤组织的残留，术者能够从容进行操作，最大限度减少手术对残留肾功能的影响。

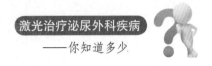

7. 激光如何治疗肾肿瘤?

激光光纤能够产生高强度的光,从而实现激光能量的聚焦,这种聚焦能量的光束足以切割钢铁,因此对于人体组织也不在话下。激光可以非常准确地根据手术医生的操作聚焦在微小的区域,在切割、汽化组织的同时达到止血作用。具体手术操作是医生通过在腹腔镜或机器人辅助腔镜下游离出肾脏肿瘤后再用激光光纤对肾肿瘤进行精准切割、气化/剜除,是在外科手术的基础上将医生手中用来切除肿瘤的传统手术刀换成了现代先进的激光设备,从而达到精准切除肾肿瘤,最大限度保留正常肾组织的目的。

8. 激光治疗肾肿瘤需要住院吗?

激光治疗肾肿瘤其本质上还是一种外科微创手术,手术过程中需要全身麻醉,因此手术前需要完善相关术前检查及围手术期准备,术后需要观察生命体征、血液各项指标有无异常、伤口情况及引流管引流量,因此激光治疗肾肿瘤还是需要住院治疗的。

9. 激光治疗肾肿瘤术前需要做哪些检查?

与泌尿外科传统开放性手术治疗肾肿瘤一样，采用激光治疗肾肿瘤，术前需要完善相应的影像学检查，包括肾脏 CT 或者磁共振扫描，有时还需要行肾动脉 CT 血管造影检查，以进一步了解肾肿瘤的血液供应情况。此外还包括麻醉和手术前的常规检查，包括肝肾功能、血糖、血脂、心电图，肺功能，血常规、尿常规、大便常规、血生化、传染病指标等相应的检查化验，以确定病人体质及主要脏器功能是否适合行全身麻醉和手术治疗。

10. 激光治疗肾肿瘤患者会很痛苦吗? 是否需要麻醉?

对于非转移性早、中期肾肿瘤，外科手术切除是有效的治疗方法。目前，保留肾单位的肾部分切除手术，越来越多的应用于临床，大部分确诊肾肿瘤的患者，最终接受的都是肾部分切除手术治疗。临床数据显示，保留肾单位的肾部分切除手术可以达到与根治手术类似的根治肿瘤的治疗效果。在保留肾单位的手术中，用来切除肿瘤的技术设备一直在不断地改良发展。从最早的普通手术刀，到用于微创腔内手术的超声刀、水刀、射频电极以及激光等。手术医生目前可以选择的设备越来越多，不同设备具有各自不同的特点。虽然目前采用激光对肾肿瘤进行切割治疗还未普遍开展，但已完成的治疗病例显示激光进行肿瘤切除的主要优势在于：激光具有定向性好的优点，采用激光对组织切割，可以准确地沿肿瘤边界将肿瘤切除，切除时可以控制组织对热量的吸收，减少周围组织不必要的损伤。另外，激光的止血效果好，部分小的血管在切除的同时就被激光能量封闭，有效减少了术中出血。对于部分较小或明显外凸的肾肿瘤，在手术中甚至可以免缝合创面，免阻断血管，实现最大程度的肾功能保留。所有肾肿瘤手术中，不管是根治性切除或者是保留肾单位的部分切除，在术中为了减少患者的痛苦，保证患者安全，都需要采用全身麻醉的方式。因此，在接受激光治疗肾脏肿瘤的手术中，患者在手术中全程处于全身麻醉状态，不会感受到疼痛。同时，因为激光手术也是通过微创方式进行，患者一般术后也不会感到疼痛。

11. 激光治疗肾肿瘤能达到根治性手术效果吗？

肾癌根治术既往是治疗临床局限性肾癌的一线推荐方案。随着手术技术的不断发展，目前越来越多的具有适应症的肾肿瘤患者开始接受保留肾单位的肾部分切除手术治疗。对于一些肿瘤最大直径 <4 cm，位于周边的、早期局限性肾肿瘤患者最适合接受肾部分切除手术治疗。同时，对于一些特殊的情况，如孤立肾发生肿瘤，双肾肿瘤，合并肾功能不全、对侧肾有严重病变等肾肿瘤患者，则必须选择保留肾单位的肾部分切除手术治疗。在肾部分切除手术中，一般是首先控制供应肾脏或供应肿瘤的血管，然后沿肿瘤的边界，将肿瘤完整的切除，接着对于肿瘤切除以后的创面进行止血缝

合。目前临床影像学技术越来越准确,可以帮助医生在术前对肿瘤大小、边界进行准确的判断。同时,手术设备的进步,也使肿瘤切除的边界,越来越准确。激光具有定向性好的优点,采用激光对组织切割,可以准确地沿肿瘤边界将肿瘤切除,切除时可以控制组织对热量的吸收,减少周围组织不必要的损伤。目前越来越多的术后随访数据显示:接受肾部分切除手术治疗的患者,其术后的肿瘤控制情况、患者的生存情况、肿瘤复发情况,与接受根治手术治疗相当。与此同时,患者的肾功能术后恢复情况,以及术后因为肾炎、糖尿病、感染或结石而发生肾功能不全的概率,要明显优于接受根治手术治疗的患者。

12. 激光治疗肾肿瘤有哪些并发症?

肾肿瘤接受激光治疗可能发生的并发症包括以下几个方面:首先是接受外科手术治疗时候,所有患者都有可能会出现与麻醉相关的一些不良反应,包括心肺功能的异常,心律失常,肺功能不全,心衰或者是麻醉药过敏等。其次是与肾肿瘤切除手术相关的一些常见的不良反应,比如术中分离切除肿瘤时出血、术后出血以及休克、肾周围血肿、严重血尿,严重出血常需再次手术处理。肿瘤与周围组织粘连,导致分离时出现周围脏器(肝脏、胰腺、小肠、脾脏、大肠)的损伤。如果既往有肾脏疾病,术后还可能会出现肾功能不全及肾功能衰竭,老年患者术后卧床休息时可能会出现坠积性肺炎、泌尿系感染以及呼吸系统感染、下肢深静脉血栓等并发症。最后就是与激光治疗有关的并发症,包括术中激光发射、切割时可能造成局部出血，或损伤肾脏周围组织器官，术后由于患者过早活动造成术中激光能量封闭的血管出现焦痂脱落，导致术后大出血，失血性休克或肾周的血肿。一般来讲，对于麻醉、手术以及激光有关的并发症，在做好充分术前、术中准备的前提下，一般都可以得到有效避免和解决。整体来讲，对于经过严格筛选的患者，采用保留肾单位的肾部分切除手术以及医用激光进行治疗是安全的。

13. 激光治疗肾肿瘤术后有哪些注意事项？

接受激光切除肾肿瘤手术治疗的患者，术中肿瘤切除后，在肿瘤窝的部位会有残留的创面及血管断端，一般术中会采用缝合的方法进行封闭止血，对于小的血管也可以利用激光能量直接进行凝结封闭止血。患者在术后早期，主要需要注意与预防术后出血有关的事项。一般包括以下几项：患者术后早期应绝对卧床，以防术后创面出血或激光能量封闭的血管焦痂脱落而导致出血。一般手术后2～3天后，可在床上坐起并逐步恢复活动。手术后2周至1月内以居家静养为主，避免剧烈活动，弯腰负重等；保持大便通畅，避免便秘及咳嗽症状，必要时可以用药物控制症状。术后1个月内如突然出现明显肉眼血尿、持续腰痛、腰部胀痛等，应及时到医院复诊。另外，术后应定期进行随访复查，在术后第1年，一般建议每隔3个月进行血常规、尿常规、肾功能、B超、肾脏CT、肾图的检查复查。以判断有无肿瘤复发转移，以及肾脏功能恢复的情况。同时，对于可能对肾功能有影响或威胁的病变进行及时控制治疗，包括肾结石、肾炎、肾病等。另外高血压、糖尿病患者还要注意控制血压、血糖。部分患者术后手术伤口周围皮肤可能出现麻木感或酸痛感，多数会随着时间延长而逐渐恢复。

（二）肾盂肿瘤

1. 什么是肾盂肿瘤？它与肾肿瘤有什么差别？

肾盂肿瘤是发生于肾盂或肾盏上皮的肿瘤（图34），多为恶性，大多数局限于肾盂肾盏内，少数向肾盂、肾盏深部浸润生长，直接侵犯肾窦和集合管，病变部位与肾脏融合导致边界不清楚。发病年龄多在40岁以上，且男性多于女性。组织学类型多为移行细胞癌，少数为鳞状细胞癌，腺癌少见。由于肾盂壁薄，淋巴组织丰富，肿瘤容易发生局部浸润及远处转移，往往预后较差。肾盂肿瘤发病机制不详，有研究表明其病因主要与吸烟或接触外界致癌物，如油漆、染料皮革、工业原料中的芳香胺类物质等，以及尿路结石引起的感染和慢性炎症有关。

肾盂肿瘤与肾肿瘤是肾脏肿瘤的两种类型，两者发病部位不同、临床表现不同、影像学表现不同。①发病部位不同。肾盂肿瘤通常位于肾盂或肾盏上皮，可向肾皮质内生长；肾肿瘤（图35）往往起源于肾小管上皮细胞，可发生于肾实质的任何部位。②临床表现不同。血尿是肾盂肿瘤和肾肿瘤共有的表现，肾盂肿瘤早期即有肉眼血尿；而肾肿瘤则在肿瘤侵犯肾盂、肾盏以后才会出现血尿。③影像学表现不同。在 CT 影像上，肾肿瘤的典型表现为血管丰富的病变，增强时病灶强化的程度比肾盂肿瘤更为明显。④尿脱落细胞学检查结果不同。肾盂肿瘤尿液中有可能找肿瘤细胞；肾肿瘤通常尿液中没有肿瘤细胞。

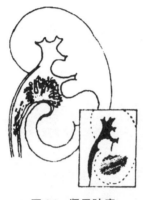
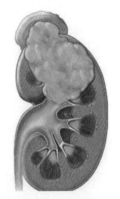

图 34　肾盂肿瘤　　　　　图 35　肾肿瘤

2. 肾盂肿瘤有哪些临床表现?

肾盂肿瘤一般没有特别具有特征性的表现，早期诊断困难。血尿（图 36）是肾盂肿瘤早期最常见的表现，通常表现为间断的、无痛的、全程肉眼血尿，有时需要通过显微镜才能看到。肾盂肿瘤血尿严重程度与肾盂肿瘤严重程度并不一定相关。其他的临床表现包括：腰腹部不适、腰部肿块、肾积水、上尿路结石合并积水等，也有部分患者在体检时偶然发现，部分患者可存在厌食、消瘦、乏力、贫血、发热、咳嗽、尿路感染等症状，出现这样的情况往往预示着肿瘤已处于晚期阶段或已出现远处转移。

　　肾盂肿瘤临床诊断主要依靠影像学检查，最终确诊的依据是病理学诊断。近年来CT检查在肾盂肿瘤诊断过程中显示出重要价值（图37）。肾盂肿瘤属于缺少血供的肿瘤，典型的CT表现为肾盂（盏）内不规则或分叶状软组织密度肿块，正常肾乳头结构消失，肿块较大时可阻塞输尿管和肾盏开口造成患侧肾积水；排泄期静脉肾盂造影可见肾盂（盏）内存在低密度的充盈缺损。输尿管软镜检查时可发现肾盂内占位，还可以辨认肿瘤的外表形态，行输尿管软镜下活组织检查可以获得确诊。尿液脱落细胞检查有时可发现癌细胞，也有助于确诊。

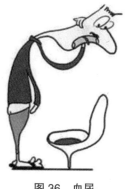

图36　血尿

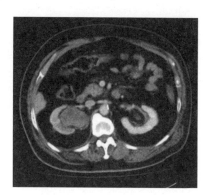

图37　右肾盂肿瘤CT表现

3. 目前肾盂肿瘤的主要治疗方法有哪些？

　　（1）手术治疗：

　　1）标准手术治疗：标准的手术治疗方案是肾盂肿瘤根治术，就是把患病的一侧肾脏、输尿管以及跟输尿管连接的一部分膀胱进行切除，以达到根治肿瘤的目的。目前，腹腔镜肾盂肿瘤根治术的应用越来越广泛，其具有手术切口小、出血少、住院时间短、术后并发症少等优点，并且肿瘤控制效果不差于开放手术。近年来，达·芬奇机器人辅助腹腔镜肾盂肿瘤根治术也逐渐在临床使用，显示出很好的治疗效果。

2）保留肾脏的手术：对于仅有一个肾脏、肾功能较差或身体状态情况差，难以耐受大手术风险的肾盂肿瘤患者，可以采用保留肾脏的手术。方法包括输尿管软镜肿瘤激光切除（电灼）术（图39）和经皮入路肾盂肿瘤激光切除（电灼）术（图40）。这种治疗方式主要针对危险程度较低的肾盂肿瘤患者作为备选方案，操作中应保证肿瘤切除干净，并且留有足够的组织进行病理学检查。术后需要密切随访，以及时发现肿瘤复发。总体来说，对于此类手术的患者选择和临床应用需谨慎。

（2）化疗：研究表明以顺铂为基础的化疗方案在肾盂肿瘤术后治疗中具有一定的疗效，可以改善患者生存率。

总而言之，对于确诊的肾盂肿瘤患者，临床上一般采用以手术为主的综合治疗方案。

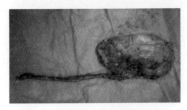

图38　肾盂肿瘤根治后标本

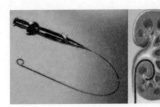

图39　输尿管软镜手术

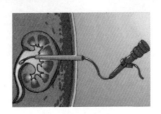

图40　经皮肾镜手术

4. 哪些激光可以治疗肾盂肿瘤?

激光治疗肾盂肿瘤具有创伤小、安全性高、恢复快等的特点。对于经过筛选的解剖性或者功能性孤立肾、双侧发病的肾盂肿瘤或高龄、身体条件差不能耐受大手术的早期患者可以采用激光手术治疗。不同激光对于肿瘤组织的作用效果不同，不仅受到激光本身参数影响，也取决于受治疗组织的特性，具体手术方式包括凝固、切割或汽化等。

（1）钬激光的脉冲时间极短，组织穿透深度很浅，小于 0.4 mm，同时热弥散少，切割时对周围组织的热损伤范围小，可以精确地汽化切割肿瘤组织并具有极佳的止血效果。

（2）绿激光组织穿透深度在 0.8 mm 左右，特点是几乎不被水吸收，容易被血红蛋白吸收，是在水环境下对软组织进行汽化切除的最理想工具。而红激光则同时具备良好的汽化切割以及很好的止血效果，可以对肿瘤组织进行凝固或汽化治疗。

（3）半导体激光具有高效切除组织和良好的止血作用，也有用于肾盂输尿管肿瘤治疗的报道。

以上这些激光技术都可用于肾盂肿瘤的治疗，临床上一般根据各自的特点和肿瘤性质选择使用。

5. 哪些肾盂肿瘤适合激光治疗？

目前对肾盂癌的标准的治疗方法是行患侧上尿路的根治性切除，也就是患侧肾脏、输尿管根治性切除加膀胱袖状切除，以往也称"半尿路切除手术"。但是有些病人情况特殊，不能或者不适合施行患侧上尿路的根治性切除，需要保留患肾和输尿管，此时可以行肾盂肿瘤激光治疗。以下情况适合行肾盂肿瘤激光治疗：

（1）肾脏情况：

以下情况如行患肾输尿管根治性切除术，术后需行血液透析等肾脏替代治疗的患者，保肾手术意愿强烈：

1）孤立肾（即只有一个肾脏）。

2）双侧肾脏疾病。

3）肾功能不全。

（2）肾盂肿瘤情况：

1）肿瘤体积较小（<2 cm）。

2）低危、无浸润：分期低、分级低。

3）单个肿瘤。

4）患者具有较好的依从性（即术后积极配合定期随访）。

（3）全身情况：

患者合并重大基础疾病，全身情况差，不能耐受患肾输尿管根治性切除术。

符合以上情况的患者可以行肾盂肿瘤激光治疗，这样既能够尽可能充分切除肾盂肿瘤，又能保留患肾。但由于肾盂肿瘤易复发和进展，术后应长期密切随访，发现问题及时解决。

6. 哪些肾盂肿瘤不适合激光治疗？

对于非孤立肾、对侧肾功能正常，特别是那些体积大、高级别的浸润性肾盂肿瘤，或者是体积较大、多发或复发的中等分化无浸润性肾盂肿瘤，如无手术禁忌症，则不适合行激光治疗，应该行患侧上尿路的根治性切除术。

7. 激光治疗肾盂肿瘤的优势是什么？

激光治疗肾盂肿瘤有其独特优势，对于特殊类型的肾盂肿瘤（见本书第二部分第二章第二节问题5），应用输尿管软镜联合激光进行治疗，是目前肾盂肿瘤微创治疗的一种新技术，它通过人体自然腔道泌尿道，不需要在患者身体表面做任何切口，术后在体表也没有任何手术疤痕，是真正意义上的微创手术。输尿管软镜能自如进入和清晰的观察到肾盂和肾盏的各个角落，给肾盂肿瘤进行精确定位和钳取组织做病理检查，协助诊断；同时利用激光对软组织（包括肿瘤组织）的精确切割、汽化和止血功能，在输尿管软镜直视下，将肾盂肿瘤进行完整切除和汽化，且止血效果好。对早期肿瘤的治疗效果，具有与传统手术相当的生存率，具有高效、微创、安全、术后恢复快、住院时间短的优点。

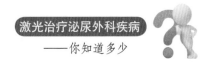

8. 激光如何治疗肾盂肿瘤？

激光治疗肾盂肿瘤是在输尿管软镜直视和帮助下完成的。输尿管软镜联合激光治疗肾盂肿瘤的技术与输尿管软镜激光碎石术（见本书第二部分第一章第一节问题 15、17）相似。首先，自尿道外口插入导丝，再经导丝插入输尿管软镜输送鞘至肾盂下方，沿此输送鞘置入输尿管软镜，再通过输尿管软镜将激光光纤送达肾盂肿瘤所在部位，然后在输尿管软镜直视下，启动激光能量装置，将肾盂肿瘤完整汽化、切除，或者先利用取石网篮套住肿瘤，自基底部将肿瘤摘除，再应用激光将肿瘤基底部烧灼、汽化、止血，以达到完整切除的目的。最后，在肾盂—输尿管内放置双 J 管引流。术后 2 周至 1 个月左右拔除双 J 管。由于肾盂肿瘤易复发和进展，术后应长期密切随访。

9. 激光治疗肾盂肿瘤需要住院吗？

输尿管软镜下激光治疗肾盂肿瘤虽然是目前很先进的泌尿外科微创手术，但依然是一种技术复杂的泌尿外科高级别手术，且需要在全麻下完成。因此患者需要住院进行相关的术前手术及麻醉准备。一般术前提前 1～2 天入院即可。正常情况下，术后观察 1～2 天即可以出院。

10. 激光治疗肾盂肿瘤术前需要做哪些检查？

激光治疗肾盂肿瘤术前需要进行以下两类检查：

（1）针对肾盂肿瘤的检查，包括：

1）超声检查：是一种简单、方便、无创、可重复的肾盂肿瘤的检查方法。表现为肾窦中央回声分离或低回声肿块，伴有肾盂积水时肾盂内出现实性不规则回声或轮廓不整齐，对于小的肿瘤超声检查容易漏诊。

2）X线检查：排泄性尿路造影有助于发现肾盂或肾盏充盈缺损。有时排泄性尿路造影患肾不显影时，可行逆行性尿路造影。

3）CT检查：在静脉肾盂造影不显影时，CT扫描有重要意义，平扫可见软组织肿块（CT值20～40Hu）充填肾盂肾门区，肾窦脂肪影变窄或消失，常伴有肾盂积水现象；增强扫描肿块CT值较平扫时有所增加，CT检查在肿瘤分期上优于B型超声，可明确有否局部浸润、淋巴结转移或腔静脉癌栓形成等情况。

4）MRI（磁共振成像）、MRU（磁共振泌尿系成像）：对于CT检查不能明确诊断的肾盂或肾盏内占位性病变，MRI可以协助诊断。MRU可提供肾实质和集合系统的影像，充分显示肿瘤，对有梗阻、排泄性尿路造影不显影患者的诊断具有重要参考价值。

5）膀胱镜检查：可发现患侧输尿管口喷血或发现常常伴发的膀胱肿瘤或输尿管末端肿瘤突入膀胱内，对膀胱内病变做活组织检查和病理学检查，可提高诊断率。

6）肾盂输尿管镜检查：对于以上影像学检查不能明确诊断的

肾盂或者肾盏内占位，可行肾盂输尿管镜检查，不仅可以直接观察病变情况，还可以取活组织检查，以获得确诊。

（2）术前检查：

激光治疗肾盂肿块，需要在全身麻醉下进行。术前需要进行常规的检查和准备，包括肝肾功能、血糖、血脂、心电图，肺功能，血常规、尿常规、大便常规、血生化、传染病指标等相应的检查化验，以确定病人体质及主要脏器功能是否适合行全身麻醉和激光手术治疗。

11. 激光治疗肾盂肿瘤患者痛苦吗？是否需要麻醉？

激光治疗肾盂肿瘤是应用输尿管软镜，经过人体自然腔道泌尿道完成的手术，无须做任何切口，是真正意义上的微创手术，具有创伤小、痛苦小、住院时间短、术后恢复快等优点。

此外，激光治疗肾盂肿瘤需要麻醉，可选择全身麻醉或椎管内阻滞麻醉，整个手术在无痛状态下完成。

12. 激光治疗肾盂肿瘤能达到根治性治疗效果吗？激光治疗肾盂肿瘤术后会复发吗？

激光对于肾盂单发的、带蒂的、直径小于 2 cm、低度恶性的浅表肿瘤治疗效果较好，治疗后复发率较低，基本达到根治性效果（图41）。

　　对于肿瘤直径较大（>2 cm），基底部较宽的肾盂肿瘤如选择激光治疗，术后复发率较高。对于这样的肾盂肿瘤，建议选择半尿路切除术，以达到根治行切除的目的。

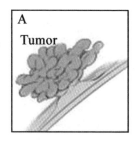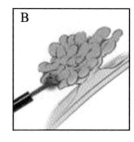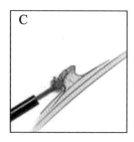

图41　激光治疗肾盂肿瘤示意图（图片来源：《坎贝尔泌尿外科学》）

13. 激光治疗肾盂肿瘤有哪些并发症？

　　对于特殊情况下的肾盂肿瘤患者，腔内激光手术具有创伤小，止血效果好，可以姑息性切除肿瘤、降低肿瘤负荷、保护肾脏功能，也能减缓肿瘤进展，可以作为这一类患者的首选治疗方案。主要并发症包括出血、肾盂或输尿管穿孔、输尿管撕脱、输尿管狭窄、感染、周围脏器损伤、肿瘤种植及肿瘤复发与转移等。近年来，随着输尿管软镜、激光等设备以及输尿管软镜技术的发展，激光治疗肾盂肿瘤的并发症越来越少。选择适合病例，规范化操作是降低手术并发症发生的关键。

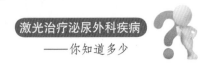
14. 激光治疗肾盂肿瘤术后有哪些注意事项?

激光治疗肾盂肿瘤是一种保肾、保输尿管的微创手术,术后患侧肾、输尿管和膀胱都有肿瘤生长或复发可能。术后应注意以下事项:

(1)每日适量喝水,观察尿液颜色,不憋尿。如尿色深红则需立即到医院急诊就治。

(2)注意保护肾功能,尽量避免使用对肾功能损害的药物。

(3)术后定期门诊随访,监测肿瘤复发情况,必要时行 CTU、膀胱镜和输尿管镜检查。

(4)一旦发现肾盂、肾盏、输尿管或膀胱有肿瘤生长或复发,应及时治疗。

(三)输尿管肿瘤

1. 输尿管肿瘤的临床表现有哪些?

输尿管肿瘤(图 42)临床上相对少见,其中尿路上皮癌占 90% 以上(以下均对输尿管尿路上皮癌进行描述)。由于输尿管肌层较薄,输尿管癌比膀胱癌更易出现侵袭和转移,总的预后也比膀胱癌差。本篇我们介绍一下输尿管肿瘤的临床表现：

患者可能没有任何症状，也可能出现一些局部症状或全身症状，主要包括血尿、腰痛和肿块等。

（1）血尿：最常见症状，70%～80%患者出现血尿，常为间歇性、无痛性肉眼血尿或镜下血尿，偶有条状血块。

（2）腰痛：20%患者会发生腰区钝痛或绞痛。

（3）腰、腹部肿块：10%患者出现腰部或腹部肿块，多为晚期表现。

（4）全身症状：纳差、体重下降、精神萎靡、疲劳、发热、夜间盗汗或咳嗽等，提示需要更加密切关注有无肿瘤转移，该类患者预后较差。

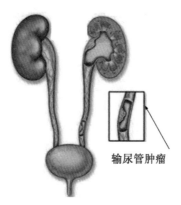

输尿管肿瘤

图 42　输尿管肿瘤

2. 输尿管肿瘤的治疗方法有哪些?

输尿管肿瘤的治疗以手术为主，原则上对于低危肿瘤选择保留肾脏手术为主，对于高危肿瘤选择根治性肾输尿管切除术为主。当然，治疗方法的具体选择还要结合病人对侧肾脏的功能、病人的一般情况和意愿，以及所在医院的设备条件、医生的手术经验情况等综合决定。下面向大家介绍一下输尿管肿瘤的常用治疗方法：

（1）根治性肾输尿管切除术：是传统的输尿管肿瘤的基本治疗方法，目前国内外大部分单位采用这种治疗方法。切除范围包括输尿管肿瘤侧肾脏、全长输尿管及输尿管开口周围的膀胱壁。手术方式包括开放手术、腹腔镜手术和机器人辅助腹腔镜手术。

（2）经输尿管镜肿瘤切除术：对于低危的输尿管肿瘤或者由于各种原因不能切除肾脏的部分高危肿瘤，可采用输尿管镜下肿瘤切除术，可使用电切或激光切除肿瘤，以激光治疗常见。

（3）经皮肾镜肿瘤切除术：对于不能通过输尿管镜切除的低危输尿管上段肿瘤或需要保留肾脏的部分高危肿瘤病人，可采用经皮肾镜肿瘤切除术。但由于远端可弯的输尿管镜的应用和推广，经皮穿刺手术的应用正在逐步减少。此外也存在肿瘤沿穿刺通道播散转移的风险。

（4）姑息性输尿管肿瘤切除术：对于需要保留肾脏的输尿管肿瘤，同时又无法经输尿管镜或经皮肾镜下完整切除肿瘤时，可采用姑息性输尿管肿瘤切除术，即切除输尿管肿瘤及部分输尿管，再行输尿管吻合、再植或造口术。

（5）放射治疗：简称放疗，包括术前放疗、术后放疗和姑息性放疗。术前放疗适合输尿管肿瘤较大、侵犯至输尿管外、周围淋巴结较大、估计手术切除困难的病人，放疗使肿瘤或淋巴结缩小有利于手术切除；术后放疗适合局部晚期、肿瘤切除不彻底和淋巴结转移的病人；姑息性放疗适合无法耐受手术、肾功能不全需保留肾脏和肿瘤晚期无法手术切除的病人。

（6）化疗：最新研究发现，新辅助化疗可降级输尿管肿瘤的分期，降低根治性术后肿瘤的复发和死亡。同样，输尿管肿瘤根治术后的以顺铂为基础的辅助化疗可延长病人的寿命。

（7）术后膀胱灌注：根治性肾输尿管切除术后单次膀胱内灌注化疗（丝裂霉素 C，吡柔比星）可降低切除术后第一年膀胱肿瘤复发的风险。

（8）生物治疗：包括靶向治疗、免疫治疗等。其中 PD-1/PD-L1 抑制剂是免疫哨点单抗药物，是近年来肿瘤免疫疗法研究的热点。已上市的 PD-1 抑制剂潘利珠单抗（pembrolizumab）、PD-L1 抑制剂阿替珠单抗（atezolizumab）、度伐单抗（durvalumab）和阿维单抗（avelumab）已被批准用于治疗尿路上皮癌，还有其他几种药物尚处于早期临床试验阶段。以顺铂为基础的化疗联合或随后使用 PD-1 抑制剂潘利珠单抗（pembrolizumab）或 PD-L1 抑制剂阿替珠单抗（atezolizumab）被推荐用于转移性输尿管尿路上皮癌疾病进展的二线治疗。

3. 哪些激光可以治疗输尿管肿瘤？

经输尿管镜或经皮肾镜激光切除输尿管肿瘤是输尿管肿瘤行保留肾脏手术的主要方法，常用的激光包括钬激光和铥激光，临床上大多采用钬激光治疗输尿管肿瘤。

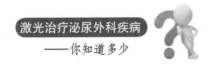

4. 哪些输尿管肿瘤适合激光治疗？

激光手术治疗输尿管肿瘤的适应症有：

（1）同时符合以下要求的低危输尿管肿瘤患者可开展保留肾脏手术的激光治疗：①单发性肿瘤；②肿瘤直径小于 2 cm；③细胞学提示低级别肿瘤；④输尿管肾镜活检提示低级别肿瘤；⑤ CT 尿路造影未发现肿瘤浸润性生长。

（2）对于不符合上述条件的高危输尿管肿瘤患者，如果肾功能不全或功能性孤立肾等，或者全身情况差不适合行根治性输尿管肿瘤切除术，也可以考虑行输尿管镜下激光手术姑息性切除治疗。

5. 哪些输尿管肿瘤不适合激光治疗？

原则上高危的输尿管肿瘤需要行根治性肾输尿管切除术，不适合激光手术治疗，相关情况包括：①输尿管肿瘤引起肾积水；②输尿管肿瘤直径大于 2 cm；③多发性输尿管肿瘤；④细胞学提示高级别肿瘤；⑤输尿管肾镜活检提示高级别肿瘤；⑥既往膀胱癌行膀胱全切手术者；⑦存在多种组织学类型的输尿管肿瘤。

6. 激光治疗输尿管肿瘤患者痛苦吗? 是否需要麻醉?

激光手术治疗输尿管肿瘤属于腔内微创手术,包括输尿管镜和经皮肾镜激光肿瘤切除术,相对于根治术肾输尿管切除术,激光手术创伤小、痛苦小、恢复快、并发症少。当然,无论是输尿管镜激光手术还是经皮肾镜激光手术,病人均需要在良好麻醉的状况下实施手术,一般多采用插管全麻,部分采用硬膜外阻滞麻醉,整个手术过程在无痛状态下进行。

7. 激光治疗输尿管肿瘤需要住院吗?

激光治疗输尿管肿瘤虽然是腔内微创手术,但患者需要进行术前评估、麻醉、手术和术后康复,一般需要住院治疗。

8. 激光治疗输尿管肿瘤术前需要做哪些检查?

激光治疗输尿管肿瘤的术前检查包括:

（1）针对输尿管肿瘤的检查

1）泌尿系超声及尿常规：是发现输尿管肿瘤的初步检查方法。

2）CT尿路成像（CTU）：是诊断输尿管肿瘤准确性较高的影像学检查，对输尿管肿瘤的诊断具有重要价值。

3）MR尿路成像（MRU）：在病人无法行CTU检查时可以采用。

4）尿细胞学检查：可发现癌细胞及判断肿瘤级别。

5）膀胱镜检查：可排除伴发膀胱肿瘤。

6）静脉尿路造影（IVU）：可发现输尿管内的充盈缺损、变形，目前多被CTU替代。

7）逆行尿路造影（RGP）：IVU检查患侧尿路不显影时，可以行RGP检查，以判断输尿管内是否有充盈缺损或形态改变，造影前可经插管收集尿液行尿细胞学检查。

8）诊断性输尿管镜检查：对于以上影像学检查仍不能明确诊断、但高度怀疑有输尿管肿瘤的患者，可以行输尿管镜检查，并对可疑病变进行活检，以协助确诊。

（2）术前检查

激光治疗输尿管肿瘤，需要在全身麻醉下进行。术前需要进行常规的检查和准备，包括肝肾功能、血糖、血脂、心电图，肺功能，血常规、尿常规、大便常规、血生化、传染病指标等相应的检查化验，以确定病人体质及主要脏器功能是否适合行全身麻醉和激光手术治疗。

9. 激光如何治疗输尿管肿瘤？

　　由于激光具有良好的切割和止血功能，可以切除肿瘤同时行创面的止血，达到治疗肿瘤的目的。通常病人在麻醉后采取膀胱截石位，输尿管镜经尿道、膀胱插入输尿管至肿瘤下方。首先观察输尿管肿瘤的位置、大小、数目及有无出血等情况。再经输尿管镜操作孔插入激光光纤（以钬激光为例），设置适合的激光能量参数。切除肿瘤时激光光纤末端与肿瘤接触，激光能量通过光纤传递至肿瘤，将肿瘤汽化、切除。如需要止血，可将光纤末端距离创面 $1 \sim 2\,mm$，便可在切除肿瘤的同时彻底止血。术后肾脏和输尿管内常规留置双 J 形输尿管支架管，以有利于患侧尿路的尿液引流和输尿管创面愈合。

10. 激光治疗输尿管肿瘤能达到根治性效果吗？

　　输尿管肿瘤在泌尿系肿瘤中并不常见，而且早期阶段没有什么特异性的临床症状，多数输尿管肿瘤在就诊时已不是早期，一经诊断明确，往往需要做根治性的半尿路切除，也就是需要切除患有肿瘤一侧的肾脏、输尿管以及与输尿管末端相连的一小部分膀胱壁。手术操作的范围很广，创伤大、手术时间相对较长，有些身体虚弱的患者难以耐受此类手术。再者，有些输尿管肿瘤的患者另一侧肾脏由于各种原因缺陷或者功能丧失成为孤立肾，此时如果行根治性手术切除肿瘤一侧肾和输尿管，就意味着今后需要长期血液透析来维持生命，生活质量大受影响。因此，在输尿管镜的辅助下的激光技术可以为此类病人带来福音。充分利用激光的精准切割、汽化、凝固功能，不仅可以精准切除肿瘤，也能够进行确切止血，保持输尿管管腔手术视野的清晰，有助于手术的顺利完成（图43）。

由于输尿管镜下激光治疗输尿管肿瘤术后有一定的肿瘤复发率，上尿路复发率为15%～90%，膀胱内复发率为19%～70%，而行根治性手术治疗的患者，膀胱内复发率为11%～36%。因此，对于激光治疗输尿管肿瘤行保肾手术的患者，虽然提高了生活质量，但术后需定期进行严格复查和随访。

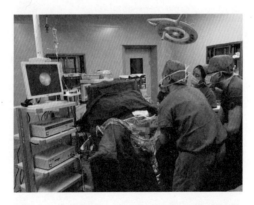

图43 输尿管镜下激光技术治疗输尿管肿瘤

11. 激光治疗输尿管肿瘤有哪些并发症？

经输尿管镜激光治疗输尿管肿瘤虽然是一种经自然腔道泌尿道

的微创手术，但术中、术后仍然有一定的并发症发生，包括输尿管穿孔、狭窄、出血、泌尿系感染等。上述并发症既可以是输尿管镜操作本身造成的，比如有些患者的输尿管管腔比较狭小或者有比较明显的扭曲伴狭窄，或者因输尿管肿瘤的生长导致输尿管解剖结构改变等因素，导致输尿管镜上镜过程中就可能带来输尿管黏膜的损伤甚至输尿管壁的穿孔。其次，在使用激光能量处理肿瘤病灶过程中也可能也会带来各种损伤，比如激光汽化肿瘤基底部过深、能量过大或者照射时间过长，就可能造成输尿管壁的损伤甚至穿孔，术后输尿管手术创面疤痕组织形成引起输尿管狭窄等。因此，严格掌握激光治疗输尿管肿瘤的适应症，熟练操作输尿管镜，控制好激光的能量参数设置和激光照射时间与方向，保持术中清晰可见的视野，可以预防或减少并发症的发生。一旦发生输尿管穿孔，应行修补和充分引流。若出现输尿管狭窄，应尽行输尿管镜下输尿管狭窄段扩张或者手术整形，以防止影响肾功能。

12. 激光治疗输尿管肿瘤术后要注意哪些事项？

输尿管肿瘤的标准治疗方式以根治性半侧泌尿系切除术为主，可以采取开放性手术以及腹腔镜手术。而近年来保留肾脏的治疗方式逐步被大家所关注，其中经尿道输尿管镜下激光治疗输尿管肿瘤对于孤立肾、双侧输尿管肿瘤或者肿瘤处于早期阶段小体积单发的输尿管肿瘤的患者来说尤其是一项不错的选择。那么，手术后患者需要注意哪些事项呢？

首先，与肾盂肿瘤、膀胱肿瘤一样，输尿管肿瘤也属于尿路

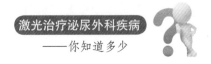

上皮肿瘤。由于保留输尿管的术式术后输尿管肿瘤复发率高达30%～64%，术后膀胱肿瘤发生率为30%～75%。因此，术后应给予膀胱灌注化疗，以预防复发。可利用复查时逆行造影或输尿管镜检查的机会，经输尿管导管注入化疗药物灌注肾盂、输尿管和膀胱。

其次，术后要定期复查。特别要观察是否有输尿管内和膀胱内的肿瘤复发，定期做输尿管镜和膀胱镜的复查，每三个月一次，连续二年，此后每年一次。

（四）膀胱肿瘤

1. 膀胱肿瘤有哪些临床表现？

膀胱肿瘤的临床表现包括以下几个方面：

（1）主要症状：

膀胱肿瘤最常见的临床表现是血尿。病人常常是因为发现尿色变红呈洗肉水或浓茶色而来就诊。大多没有腰酸腰痛以及排尿疼痛感。血尿常常是间歇出现，一段时间有，一段时间没有了。我们称之为"间歇性无痛性肉眼血尿"。有些人认为偶尔出现尿色变化，不痛不痒，没有治疗血尿也自动好了，就没有把这件事放在心上，往往容易忽视。所以如果40岁以上的人突然出现这种血尿一定要警惕，需要进一步检查排除膀胱肿瘤的可能。有些眼睛看不出尿色异常，但显微镜下发现红细胞的血尿，称为镜下血尿。对于反复出现无法解释的镜下血尿的患者应推荐到泌尿专科就诊检查。

膀胱肿瘤病人的其他临床表现往往因人而异。如果肿瘤位于膀胱三角区，可能会出现尿频、尿急的症状。当肿瘤位于膀胱颈部，排尿时肿瘤会堵塞膀胱颈口，可能会出现排尿不畅。如果肿瘤阻塞一侧或双侧输尿管开口导致肾积水，可能会出现腰酸腰胀的症状。对于反复尿路感染、抗炎治疗无效的病人，也要排除膀胱肿瘤的可能。

如果到了中晚期，膀胱肿瘤病人的临床表现还可能包括排尿的变化，例如更频繁的排尿、排尿时疼痛、排尿困难等。其他症状有骨盆疼痛、下腹部可以摸到肿块以及全身消瘦等（图44）。

（2）可通过辅助检查发现：

1）尿液化验：检查尿液中是否有红细胞或血块有助于膀胱肿瘤的诊断。

2）尿液脱落细胞：检查新鲜尿液中是否有脱落的肿瘤细胞，可作为血尿的初步筛选。

3）B超：简单、方便、无创伤，可发现直径0.5 cm以上的膀胱肿瘤，但检查前一段时间要多喝水，使膀胱充盈。

4）CT：不仅能发现膀胱内的肿瘤，还可以使医患了解膀胱内肿瘤浸润膀胱壁的深度、局部转移肿大的淋巴结以及内脏转移的情况。

5）静脉肾盂造影：不仅可以显示膀胱内较大的肿瘤（充盈缺损），也可以显示肾盂、输尿管有无肿瘤及膀胱肿瘤对上尿路的影响，如是否有患侧肾积水或肾显影不良。

6）膀胱镜＋活检：是膀胱肿瘤重要的确诊方法。通过膀胱镜不仅可以直接观察到是否有膀胱肿瘤，还可以了解肿瘤的部位、大小、数量以及与输尿管开口的关系等，并可以对可疑肿瘤行组织活检后送病理检查，为膀胱肿瘤确诊提供最准确的依据。

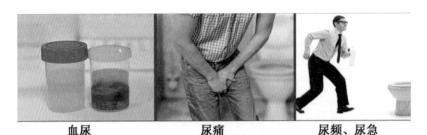

血尿　　　　　　　尿痛　　　　　尿频、尿急

图 44　膀胱肿瘤的常见症状

2. 膀胱肿瘤的治疗方法有哪些?

膀胱壁结构是由多层组织构成的，从内到外有黏膜层、黏膜固有层、肌层和浆膜层。在膀胱肿瘤的治疗上首先要明确肿瘤侵犯到膀胱哪一层；同时要搞清楚膀胱肿瘤的病理类型和恶性程度，是尿路上皮癌还是腺癌或者鳞癌，尿路上皮癌是高级别（恶性程度高）还是低级别（恶性程度低）。然后根据情况采用合适的治疗方案。由于膀胱肿瘤的特点是多发、容易复发和进展，所以在治疗上往往采用综合治疗的方案。主要包括以下几种：

（1）保留膀胱手术：

1）经尿道手术：是一种腔内微创手术，通过尿道将操作的器械置入膀胱，然后采用电刀或激光将肿瘤去除。适合于浅表的膀胱肿瘤患者。

2）膀胱部分切除术：仅适合于一些高度选择的病人。

（2）根治性膀胱切除术：根治性膀胱切除术是指通过开放、腹腔镜或机器人手术切除全部膀胱。全膀胱切除适合于有膀胱肿瘤范围较广者、T2期以上的浸润性膀胱癌、非肌层浸润性膀胱癌反复发作者、通过卡芥苗治疗没有效果的原位癌患者。

（3）化疗：化疗是通过使用化学毒性药物来杀死肿瘤细胞，可以通过膀胱内直接灌注、经静脉输注或经动脉插管注入药物。前者主要用于浅表肿瘤行保留膀胱手术术后预防复发。后两者主要用于晚期膀胱癌患者，或者作为全膀胱切除手术前的新辅助、手术后的辅助治疗。

（4）放疗：放疗是利用高能量射线来杀死癌细胞。作为联合治疗的方案适用于不想切除膀胱的患者，或晚期膀胱癌患者。放疗还可以选择用以减轻症状，如骨痛。

（5）免疫治疗：免疫治疗是通过调节增强患者自身的免疫功能，使其帮助对抗癌细胞。包括：

1）膀胱内灌注免疫疗法：如卡介苗。

2）免疫检查点抑制剂（PD-1和PD-L1抑制剂）：是近几年的热点，给许多晚期患者带来了曙光。

3. 哪些激光可以治疗膀胱肿瘤?

激光自20世纪70年代应用于腔内泌尿外科领域以来发展迅速，不同类型激光层出不穷，现已有钬激光、铥激光、绿激光、2微米激光、红激光、龙激光等多种激光应用于膀胱肿瘤的治疗。得益于设备改良、临床需求合理化、疗效可靠以及经验的积累，目

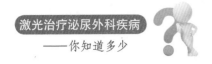

前激光治疗膀胱肿瘤已在临床中发挥重要作用。

根据激光发射介质的不同，可分为气体激光、固体激光、染料激光和半导体激光。不同波长的激光具有不同的组织学效应，一般来说，随着激光波长的增加，激光对组织的汽化效果逐渐减弱，而凝固效果逐渐加强。激光被组织吸收后，可迅速将光能转化为热能，使组织凝固、坏死及汽化，从而达到治疗肿瘤的目的。下面简要介绍一下目前临床上最常用的激光。

（1）钬激光（图45a）是通过激发连接于钇铝石榴石晶体上的稀有元素钬产生波长为2100 nm的脉冲激光，其瞬间释放的强大能量到达组织可产生切割作用。同时由于其水吸收的特征，能量主要为表浅组织吸收并达到较高温度而产生汽化作用，而其热损伤深度小于0.4 mm。钬激光是目前膀胱肿瘤治疗最常见的激光。

（2）铥激光（图45b）是通过Tm：YAG固态二极管形成激发光，波长约2 μm，由于其波长接近于水的能量吸收峰值，能被组织中水分子高效吸收，发挥高效的组织汽化、切割和凝固作用。此外，铥激光对组织炭化厚度仅50 μm，优于钬激光，连续波模式下，铥激光可以进行更有效的组织切割、汽化及止血，而几乎不影响深部组织。

（3）绿激光（图45c）原理是当钕激光（Nd：YAG）穿过磷酸钛氧钾（KTP）晶体时产生波长为532 nm（位于可见光谱绿光区域）的脉冲激光，故称绿激光。其能量优先被氧合血红蛋白所吸收，因此有利于血管的凝固和组织的汽化，热损伤深度为1～2 mm。

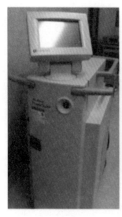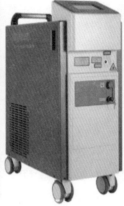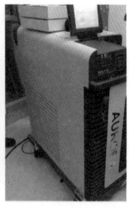

a 钬激光   b 铥激光   c 绿激光

图 45 常用的激光机器

4. 激光治疗膀胱肿瘤的优势有哪些?

经尿道激光手术（图46）作为表浅性膀胱癌的一种可选择的治疗手段，近些年来的地位不断提升，其疗效及复发率与经尿道膀胱肿瘤电切术相近。激光治疗表浅性膀胱肿瘤的方式有切割、凝固和汽化。与传统的经尿道膀胱肿瘤电切术相比，经尿道激光手术的主要优点在于：

（1）切除膀胱侧壁肿瘤时，电切由于电流的影响，有些病人会出现闭孔神经反射，从而可能造成膀胱穿孔、大出血等并发症。而激光由于无电流产生，不会引起闭孔神经反射，能有效避免膀胱穿孔、大出血等并发症，安全性高。

（2）激光可以整块切除肿瘤，解剖层次清晰，基底切除彻底，减少肿瘤残留，避免了常规经尿道电切手术后4～6周行二次电切的痛苦。

（3）在切割肿瘤时，激光可先将肿瘤蒂部周围的淋巴管、血管封闭，以减少术中肿瘤转移的机会。

（4）激光手术后碳化组织极少，创面愈合快，术后出血极少，留置导尿管时间短。

（5）激光对组织损伤轻，切割精度高，切除输尿管开口旁肿瘤时对邻近组织损伤小，不易引起输尿管口狭窄。

（6）也有研究显示激光手术对膀胱癌患者的体液免疫及细胞免疫功能均有增强，可能降低术后复发的风险。

（7）激光手术时可以采用较细的操作通道，减少了对尿道的损伤。

（8）耐受性好。对于年老体弱，尤其是凝血功能障碍或接受抗凝治疗的患者，激光手术可以在局麻下进行，住院时间短，恢复快，痛苦相对小。

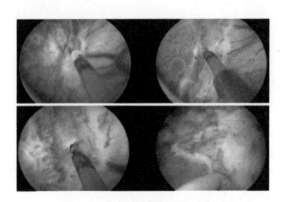

图46　经尿道膀胱肿瘤激光切除术

5. 哪些膀胱肿瘤适合激光治疗？

经尿道激光手术一般适合于病理级别较低的表浅性膀胱肿瘤。与传统电切比较，其创伤更小、安全性更高，而疗效相当。现在已越来越多地应用于临床。比较适合激光手术的膀胱肿瘤情况如下：

（1）比较适合于大小在 2.0 cm 以下的带蒂肿瘤，推荐整块切除。

（2）由于激光光纤直向性，激光切除肿瘤手术对膀胱肿瘤的位置有一定的选择性：比较适合于三角区、三角后区和侧壁的肿瘤，尤其是侧壁肿瘤可以避免闭孔神经反射。

（3）对于输尿管开口附近的肿瘤，电刀由于接触面比较宽，容易损伤输尿管开口导致狭窄，而激光能量集中在一个点，可以精准切割和汽化，并且组织穿透深度浅，热弥散少，对邻近组织损伤轻微，可有效避免损伤输尿管开口。

（4）激光光纤直径细，可在膀胱镜甚至输尿管镜下使用，对于尿道狭窄，复发的低级别的膀胱肿瘤，电切镜无法进入膀胱的患者，激光手术显得更有优势。

（5）激光止血效果明显，创面不易炭化，术后继发出血极少。因此年老危重、凝血机制较差、长期应用抗凝药物、不能耐受全麻手术的患者，可采用局麻，在门诊或日间手术完成。

（6）位于膀胱前壁的表浅性肿瘤，可以通过膀胱软镜下激光汽化治疗。

（7）对于门诊复查膀胱镜时发现的复发肿瘤，如果体积小、位置表浅适合，可局麻下直接利用激光切除，减少患者住院的费用，降低医疗成本。

6. 哪些膀胱肿瘤不适合激光治疗？

经尿道膀胱肿瘤手术治疗的目标：既要彻底切除肿瘤，同时要明确膀胱肿瘤的性质和浸润深度，也就是要精确分期。所以切除的组织标本中要包括肌层组织。精确的分期对膀胱肿瘤的进一步规范化治疗至关重要。不同的分期，其后的治疗手段完全不同。对于术后病理分期为表浅性的患者，以保膀胱治疗为主。而肌层浸润性的患者，则建议行全膀胱切除术。

尽管激光手术创伤更小，并发症更少，对于肿瘤低级别、表浅性、直径 <2 cm，因各种原因不能耐受全身麻醉的患者，有独到的优势。但是激光手术时，组织易被汽化，对于能否提供完整的手术标本用于准确的病理分期尚有争论。因此对于初次诊断的、病理分期尚未明确、基底宽不能整块切除的患者一般不推荐激光手术。不适合激光治疗的具体情况如下：

（1）膀胱镜检查发现肿瘤呈侵袭性生长，侵犯较深，一般不推荐激光手术。

（2）对于直径 >3 cm、基底宽的膀胱肿瘤，激光不能整块剜除的。

（3）肿瘤范围广泛，多发性乳头状或地毯状的浅表性膀胱肿瘤，激光切除的效率要低于经尿道膀胱肿瘤电切，激光的手术时间明显延长。

（4）某些位置比较特殊的膀胱肿瘤，如膀胱前壁靠近颈口的肿瘤、有些突入膀胱的前列腺后方的肿瘤。

（5）膀胱肿瘤侵犯输尿管开口或输尿管开口不能辨及的患者。

（6）根据临床各项检查，估计浸润较深的肿瘤。

7. 激光如何治疗膀胱肿瘤?

经尿道治疗膀胱肿瘤总的原则为：既要彻底切除肿瘤，同时要保证手术的安全，避免切破膀胱壁。

经尿道激光手术主要用于治疗病理分级较低（恶性程度低）的表浅性膀胱肿瘤。目前有许多种激光可以用于治疗膀胱肿瘤，但其治疗的方法主要有两种：

一是汽化肿瘤。通过腔内器械操作通道引入激光光纤后，直接照射在肿瘤表面，使其汽化去除肿瘤，如利用绿激光、红激光等，这种方法易于操作，适合于较小的、某些地毯状生长的或位于较难切除部位的肿瘤（如膀胱后壁，膀胱顶壁近颈部等处），可作为复发膀胱肿瘤的治疗方法，尤其适合高龄、无法耐受全身麻醉的患者。但是由于组织被汽化，没有组织标本，不能提供病理分期信息，因此一般在应用激光切除膀胱肿瘤前，应先对肿瘤或可疑病变取活检送病理检查。

另一种方法是切除肿瘤。如利用铥激光、2微米激光等，可以通过激光的切割作用先把突入膀胱的肿瘤切除，然后修整创面。对于有明显瘤蒂且较细的膀胱肿瘤，目前比较推荐的是将肿瘤包括其下方肌层组织整块切除。由于激光光纤多为直向性的，所以激光切除的方法比较适合于侧壁、三角区和三角后区的肿瘤。有些激光两种方法都可以采用，如钬激光等。由于膀胱肿瘤个体差异很大，其治疗往往无固定模式，要根据膀胱肿瘤的大小、位置和生长方式不同，综合采用汽化或切除的激光治疗方式。随着相关基础理论研究的进展和器械设备的不断发展，激光手术由于创伤更小、并发症更少，疗效和传统的经尿道电切相当，其应用前景将更加广阔。

8. 激光治疗膀胱肿瘤患者痛苦吗？是否需要麻醉？

首先让我们来了解一下膀胱，它是腹腔间位器官，对牵拉和扩张等刺激敏感，而对切割、烧灼等刺激不敏感。经尿道治疗的疼痛主要来自对尿道括约肌及尿道黏膜的牵拉、挤压等刺激，以及对膀胱的牵拉和膀胱内的高压。

经尿道激光治疗膀胱肿瘤是一种微创手术，它通过人的天然通道尿道进入膀胱将肿瘤去除，没有切口，术后恢复快。而且激光手术可以使用直径较细的操作器械，对病人的创伤明显降低，如果采用全麻，患者基本感受不到手术的痛苦，术后唯一感到的不适可能是留置导尿管所致。由于激光手术后继发出血较少，留置导尿时间缩短，如果创面小甚至可以不用留置导尿，大大降低了病人的痛苦。对于女性来说，由于尿道短，激光镜操作时牵拉张力较小，所以更容易耐受。

激光治疗膀胱肿瘤一般需要在全身麻醉或椎管内麻醉（也叫"半身麻醉"）下进行，整个手术是在无痛状态下完成的。

9. 激光治疗膀胱肿瘤需要住院吗？

激光治疗膀胱肿瘤虽然是腔内微创手术，创伤小、安全性高，但依然是一种中等程度的微创手术。需要住院行术前及麻醉前准备及常规检查，术后也需要进行短期观察及膀胱内灌注化疗，待病情平稳后即可也出院。

10. 激光治疗膀胱肿瘤术前需要做哪些检查？

激光治疗膀胱肿瘤可以参照浅表性膀胱肿瘤经尿道手术的术前准备进行，主要是判断肿瘤的数目、位置和影像学分期，同时为麻醉提供一些必要的基础检查。

具体包括以下项目：

（1）膀胱肿瘤提供诊断的检查

1）泌尿系超声检查：主要是观察是否存在上尿路等部位是否存在肿瘤和积水，因为尿路上皮癌多发性的特点，所以一定要检查上尿路；如果存在整段输尿管扩张积水，则要考虑肿瘤是否存在肌层浸润现象，这时候就不适合进行激光膀胱肿瘤切除。

2）膀胱影像学检查：可以判断肿瘤是否浸润肌层，有条件的话尽量做一下。CT膀胱增强造影检查或者超声造影检查同样对肿瘤分期有帮助。

3）术前需要行膀胱镜检查：主要目的是观察尿道情况，肿瘤的数目、形态、位置、大小，以评估是否能做激光膀胱肿瘤切除。有条件的话，取活检，明确病理诊断。

　（2）膀胱肿瘤手术前常规准备

　1）血液学常规、凝血常规、生化指标、心电图、心肺功能测定等术前常规检查。

　2）术前需要停用抗凝药物，术前晚灌肠，积极控制血压和血糖。

11. 激光治疗膀胱肿瘤术后为什么会复发？如何处理复发？

　激光是治疗膀胱肿瘤的"先进武器"，但是复发与否取决于肿瘤本身的特性。

　膀胱肿瘤属于尿路上皮癌的一种，具有多中心发生和易复发的特点，而且部分肿瘤随着复发次数的增多，细胞恶性程度会加重。所以这次做激光手术的时候，往往把肉眼可见的肿瘤切除了，但是肉眼不可见的肿瘤却无法辨别。即便这次把肉眼可见的膀胱肿瘤都切除干净了，但现在正常的其他部位，因为细胞的变异或者恶变，过一段时间就可能会复发。尽管膀胱肿瘤具有易复发的特点，但是如果是浅表性肿瘤的话，病理级别没有明显的增加，也不用过度担心，要做好与膀胱癌长期斗争的准备。还有就是要积极配合医生的治疗和意见。

　激光治疗膀胱肿瘤术后，为预防复发，如果是浅表性肿瘤，术后往往需要膀胱腔内灌注化疗药物，例如卡介苗、吡柔比星、吉西他滨等，化疗药物的作用是产生化学性膀胱炎，造成局部的免疫反应，而且化疗药物对肿瘤细胞也有直接的杀伤作用。术后还需要定期行膀胱镜检查。如果发现肿瘤复发，则需要根据肿瘤的恶性程度和浸润深度选择不同的手术方案进行治疗。

最后，预防复发，生活习惯很重要。吸烟是膀胱肿瘤重要的诱发因素，一旦得了膀胱肿瘤，应该立即戒烟，而且不能抽"二手烟"，即离开存在吸烟的环境，周围人抽烟的烟雾一样会成为复发的诱发因素。

12. 激光治疗膀胱肿瘤的并发症有哪些？

激光虽然是一种很安全的膀胱肿瘤的微创治疗方法，但是也存在一些潜在的并发症。

（1）膀胱壁损伤：如果钬激光功率调比较高，产生的爆破力比较强，在切除肌层的时候可能会导致膀胱穿孔；铥激光的热量传导力强，组织穿透力高，过高的能量会引起膀胱壁肌层的热损伤而造成穿孔。

小的穿孔只需要留置导尿时间长一点，会自然愈合，大的穿孔则需要进行膀胱壁修补，以防止术后尿外渗和出血。

（2）输尿管开口损伤：如果肿瘤靠近输尿管开口，在激光处理过程中，可能会导致热损伤，使得输尿管开口狭窄甚至闭锁，造成上尿路积水。所以，处理输尿管开口附近肿瘤要特别小心，必要时可以预先留置双J管，保证输尿管开口的安全性。

（3）出血：出血是激光处理膀胱肿瘤的另外一个常见的并发症。术中出血是因为切断了肿瘤的供应血管或者肌层的血管导致的。由于激光本身具有止血功能，对于一般出血，激光能够精准止血。少数情况下如膀胱肿瘤体积较大，病变范围广，也会遇到手术创面出血范围较大，有时为了止血而引起膀胱穿孔，甚至需要开放手术进行处理。

还有一种是术后出血，即手术后一段时间发生出血，多数是因为手术时止血的部位焦痂脱落导致，轻度的话可以冲洗膀胱得以控制，重度的话还是需要再次手术。

（4）感染：手术本身、手术产生的组织坏死物质、术前存在尿路感染、患者全身情况差抵抗力弱等情况均可引起术后的感染。针对尿培养结果使用敏感抗生素、持续膀胱冲洗，都是控制术后感染的方法。

13. 激光治疗膀胱肿瘤术后需要注意哪些事项？

相比开放手术，激光治疗膀胱肿瘤是一种保留膀胱的微创手术，但是微创不代表无创，术后仍然需要患者引起一定的注意，包括随访和生活习惯的调整。

（1）定期随访，按时行膀胱灌注化疗，听从医生的安排是最重要的。有些人以为手术完成了，就没事了，自己也没觉得不适，就忽略了来医院的随访检查。这种想法是非常危险的，膀胱肿瘤是非常容易复发的，听之任之会造成疾病的进展而无法获得及时的治疗。所以术后要定期随访，按时行膀胱灌注化疗。化疗会引起排尿不适，如果不能坚持，抗拒前来医院检查，同样也会遗漏一些复发的肿瘤。如果出现比较严重的化疗相关反应，应当和医生共同商讨治疗策略。

（2）定期（每三个月）行膀胱镜检查，及时发现和处理复发的肿瘤。

（3）生活习惯和饮食的调整。除了前面提到的，自身戒烟和避开吸烟环境外，避开一些有毒有害的环境也非常必要。从事电镀、橡胶、烟草行业的患者要申请改变工作性质，避免与有毒有害的化学品直接接触。饮食也要以清淡为主，避免烟熏、腌制食品，适当锻炼，增强自身的免疫力。

（五）尿道肿瘤

1. 尿道肿瘤有哪些临床表现？

尿道肿瘤根据性质可分为良性及恶性肿瘤。良性肿瘤常见为尿道息肉、尿道平滑肌瘤、尿道血管瘤、尿道乳头状瘤等。尿道恶性肿瘤少见，有原发及继发两种。原发肿瘤即一开始即生长在尿道的恶性肿瘤，继发肿瘤即继发于别的器官的恶性肿瘤。肿瘤在早期因病变较小可无任何症状，当肿瘤逐渐长大时可有症状。尿道恶性肿瘤，在男性最常见的表现是尿频、尿急和尿痛，也会有排尿困难、尿流变细。当排尿困难加重时甚至可出现尿潴留，在尿道口还可能会出现现脓性或血性分泌物。在做身体检查时，在尿道可触摸到肿块，发生感染时可出现尿道周围脓肿，如果脓肿破溃，会在局部出现尿瘘、癌性溃疡。女性尿道癌常见症状为尿道出血、排尿疼痛，排尿困难，尿流变细，妇科在检查阴道时可以在阴道前壁尿道行径处触摸到肿块。不管性别，尿道癌的最终确诊都需要通过尿道镜检查和病理活检。

2. 哪些激光可以治疗尿道肿瘤？

激光治疗尿道肿瘤具有创伤小、疗效佳和恢复快的优点。目前治疗尿道肿瘤常用的激光有半导体激光、钬激光、绿激光、铥激光、二氧化碳激光等，都是治疗尿道肿瘤很好的武器。

3. 哪些尿道肿瘤适合激光治疗？

激光治疗尿道肿瘤目前主要用于良性肿瘤，对于特殊类型的恶性肿瘤也适合，主要适用于尿道内局限的、较小的、位置表浅的（肿瘤生长没有侵入尿道基层）、恶性程度低的肿瘤。对于不能耐受或拒绝手术的病人，或者是姑息性手术解决尿道梗阻症状的继发恶性肿瘤，激光也适用。

4. 哪些尿道肿瘤不适合激光治疗？

尿道恶性肿瘤如阴茎部尿道癌、球膜部尿道癌等不适合激光治疗，需要手术切除。

5. 激光治疗尿道肿瘤患者痛苦吗？是否需要麻醉？

总体来说激光治疗尿道肿瘤是微创手术，对病人来说没有很大的痛苦，对于尿道外口处的小肿瘤，手术可局麻进行，而对于尿道内的肿瘤，激光治疗需要在半身麻醉或全身麻醉下通过内窥镜直视下进行。

6. 激光治疗尿道肿瘤需要住院吗？

因涉及腔内经尿道途径麻醉下操作，所以激光治疗尿道肿瘤还是需要住院的。患者入院后需要进行常规的术前检查，术后也需要进行病情观察。一般住院时间为 2～3 天，部分条件许可的病人住院时间可以缩短为 1 天，也叫日间手术。对于尿道外口的表浅小肿瘤，激光治疗可于门诊手术室进行。

7. 激光是如何治疗尿道肿瘤的?

激光治疗尿道肿瘤是用很细（类似细铅笔芯）的激光光纤，借助尿道镜器械直接到达病灶处；对肿瘤进行切割、烧灼，同时止血。手术用的操作器械外接摄像头，手术视野可放大在显示屏上，术者手拿腔镜手术器械，在直视下进行，边看屏幕边手术。术后短期留置导尿管。

8. 激光治疗尿道肿瘤的并发症有哪些?

激光治疗尿道肿瘤为微创甚至是无创，一般并发症少。少有的并发症包括尿道出血、损伤、狭窄等，及时处理一般不会留下长期后遗症。

9. 激光治疗尿道肿瘤术后有哪些注意事项?

术后短期内注意观察尿道出血及排尿情况，口服抗生素预防感染。由于尿道肿瘤易复发的特点，术后一定要定期复查，及时了解是否有尿道肿瘤复发及转移。另外，由于激光治疗尿道肿瘤后少数患者术后有尿道狭窄发生的风险，所以要注意观察排尿情况，一旦发现尿线变细、排尿困难等情况，应及时去泌尿外科门诊就诊，以便及时处理。

第三章
激光治疗前列腺肥大

1. 什么是前列腺肥大（又叫前列腺增生症）?

前列腺肥大，医学上称为良性前列腺增生症（BPH），是引起中老年男性排尿障碍最为常见的一种良性疾病。BPH主要表现为组织学上的前列腺间质和腺体成分的增生、解剖学上的前列腺增大（BPE）、尿动力学上的膀胱出口梗阻（BOO）和以下尿路症状（LUTS）为主的临床症状。其发病率随着年龄的增长而递增。男性前列腺组织从40岁开始增生，50岁开始出现临床症状，到60岁时大于50%，80岁时可高达83%。

2. 前列腺肥大的临床表现有哪些?

前列腺增生初期一般并无明显症状，随着病情发展，患者在50岁以后可能会出现以下症状：尿频是最早出现的症状，夜间更为明显；进行性排尿困难是最重要的症状，典型表现是排尿迟缓、断续、尿流细而无力、射程短、排尿时间延长。尿后滴沥、排尿终末常有尿不尽感。当梗阻加重到一定程度时，膀胱失代偿，尿液不能完全排空，出现残余尿，逐渐发展为尿潴留，严重者可有肾积水和肾功能不全表现。部分患者可能会出现膀胱结石，如合并感染会导致尿痛等症状，前列腺表面血管扩张充血导致的无痛性血尿，长期排尿困难导致腹压增高、可引起腹股沟疝、脱肛和内痔等。

3. 前列腺肥大的治疗方法有哪些？

前列腺肥大的治疗方法主要有观察等待、药物治疗和手术治疗。对前列腺肥大患者治疗前需要对其病情进行评估，根据国际前列腺症状评分（IPSS 评分）来评价患者症状的严重程度。如果 IPSS 评分小于 7 分，对这一类的患者可以选择观察等待，每年到医院做一次检查和评估；如果患者出现中度以上的下尿路症状（IPSS 评分 8 分及以上），这类患者是需要进行药物或者手术干预的，目前最常用的药物有 5α 还原酶抑制剂（如非那雄胺）和 α_1 受体阻滞剂（如坦索罗辛等）两类药物；当药物治疗效果不佳或者出现了更严重的并发症，比如反复尿潴留、上尿路积水、肾功能不全、膀胱结石、反复的血尿、反复的尿路感染等，那这种情况下是需要进行外科手术来帮助患者解除困扰。

4. 前列腺肥大发展到什么程度需要手术治疗？

前列腺肥大发展到以下几种情况，需要考虑手术治疗：① 出现反复的急性尿潴留，需要到医院留置导尿管来帮助排出尿液。

②前列腺增生导致的慢性尿潴留，从而发生了双肾积水的情况。③有些前列腺肥大的患者，因为过度肥大的前列腺表面充血明显导致经常性肉眼血尿的发生。④前列腺肥大导致排尿不畅，反复发生尿路感染。⑤由于前列腺肥大，导致膀胱结石形成的患者。⑥其他：由于前列腺肥大造成排尿困难，总是要用力屏气增大腹压来排尿，导致了一些合并症出现，例如疝气、痔疮、脱肛等。当然，对于正规药物治疗效果不好的患者，也是可以考虑通过手术来解决排尿问题的。

5. 哪些激光可以治疗前列腺肥大？

目前可以治疗前列腺肥大的激光有很多种，常用的有以下几种：

（1）钬激光：是一种波长为 2100 nm 的脉冲激光，能瞬间释放强大能量，达到组织切割凝固作用，同时由于其水吸收的特征，能量主要被表浅组织吸收并达到较高温度而产生汽化作用，其热损伤深度小于 0.4 mm。对于前列腺手术，钬激光具有理想的切割作用和止血效果，最适合做前列腺剜除术。

（2）铥激光：又称为 2 微米激光。由于其波长接近于水的能量吸收峰值，因而能发挥有效的组织汽化、切割和凝固作用。研究表明，铥激光治疗前列腺肥大出血量明显减少、切口更加平整光滑、组织汽化更加彻底，安全性好，其热损伤深度仅为 0.2 mm。可采用汽化、切除或者剜除各类技术来治疗前列腺增生。

（3）绿激光：是一种波长 532 nm 的脉冲激光。绿激光首先被氧合血红蛋白吸收，其次被水吸收，因此有利于血管的凝固和组织的汽化，热损伤深度为1～2 mm。当然其也存在一些缺陷，由于组织汽化术后无法对组织进行病理诊断，所以术前必须严格完善前列腺癌的鉴别诊断。绿激光适合前列腺汽化术。

（4）半导体激光：半导体二极管激光波长从980 nm到1470 nm，能量可被水和血红蛋白吸收，因此具有良好的止血能力和汽化效果。半导体激光既可以行前列腺汽化术也可以行前列腺剜除术，目前已有许多不同种类的半导体激光应用于前列腺肥大的治疗。

6. 激光治疗前列腺肥大是做手术吗？它与现有的其他手术方法有什么区别?

答案是肯定的，激光治疗前列腺肥大也是一种手术治疗。治疗前需要评估患者的身体情况，心肺功能是否能耐受手术。手术过程中需要全身麻醉，手术医生和麻醉医生通力合作，才能保证手术安全、快速完成。手术结束也需要一定时间的恢复期。激光治疗和其他手术方法的区别在于，它是一种微创手术。在身体表面没有伤口，激光治疗的伤口在身体内部，主要位于尿道前列腺部位，因此伤口暴露在尿液的环境中，所以激光手术后需特别注意伤口的出血和感染情况的防范。由于是微创手术，因此相比较于传统的开放手术，它的出血量很少、恢复更快、尿管留置时间和住院时间都大大减少了。

7. 我有前列腺肥大伴高血压、冠心病，做过冠状动脉支架植入术，需要长期口服抗凝药，能用激光治疗我的前列腺肥大吗？

对于长期口服抗凝药物的患者，在术前充分准备的基础上，也是可以行激光手术的。但是手术前我们会根据患者的情况，停用口服抗凝药物至少一周。有些患者需要用短效的抗凝药物替代治疗，直到术后患者病情平稳后，再恢复原有抗凝药物的使用。整个围手术期，泌尿外科也会和心内科、麻醉科等相关科室密切联系，保证患者安全度过整个围手术期。对于有些不能停用抗凝药的特殊患者，应用目前先进的激光技术如绿激光等可以进行前列腺微创手术治疗。

8. 激光治疗前列腺肥大有哪些优势？

激光治疗前列腺增生，是一种微创手术。其优势主要包括手术过程中出血量少，安全性好，手术时间短，术后恢复快，导尿管留置时间和住院时间均明显减少，相对于开放手术和前列腺电切来说并发症较少，而治疗效果同传统的开放手术和前列腺电切相当或者更好。特别适用高龄、高危的老年患者。同时激光治疗前列腺还能在一定程度上保护性功能，比如铥激光前列腺剜除术等。

9. 激光治疗前列腺肥大有哪些具体的技术？各有什么特色？

从技术上来说，目前激光治疗前列腺肥大主要有汽化、汽化切除和剜除术三种。汽化术就是利用各种激光的特性，直接将增生的前列腺组织汽化，从而减轻前列腺对于尿道的压迫；汽化切除术则是在汽化的基础上，结合不同的切除方法，比如"剥橘式"，将增生的前列腺组织切成块状，再使用膀胱冲洗器将组织吸出体外；剜除术则是在前列腺的包膜层面，利用激光，像手指一样完整地剜除增生的前列腺组织，然后使用组织粉碎器将剜除的组织粉碎后吸出体外。在这三种技术的基础上，结合各种激光的不同物理特性，产生了很多的术式。

（1）经尿道钬激光前列腺剜除术（HoLEP）：疗效确切、并发症少、恢复快。对于不同体积的前列腺均有确切的疗效，且并发症的发生率不会随前列腺体积的改变而增高，切除组织的收集率高。

（2）绿激光前列腺汽化术（PVP）：具有与经尿道前列腺电切术（TURP）相当的治疗效果。可显著减少围手术期失血、减小血流动力学变化，安全性好。对中小体积的前列腺疗效好，安全性好，不受抗凝治疗影响，对性功能影响小，逆行射精发生率低。

（3）经尿道铥激光前列腺剜除术（ThuLEP）：组织汽化更加彻底、止血效果更好。围手术期安全性更高，适用于患有凝血障碍或因心、脑血管疾病而正在服用抗凝药物的 BPH 患者。由于手术视野更加清晰，可以进行更精细的操作，对患者术后性功能的保护更好。

（4）半导体激光前列腺剜除术（DiLEP）：手术安全性高，术后患者恢复快，短期疗效确切。凝固止血效果和组织穿透效果好，术后出血少，术后并发症较低。

10. 激光治疗前列腺肥大患者痛苦吗？是否需要麻醉？

激光治疗前列腺增生可以做到几乎不出血，患者痛苦少、术后恢复快，是被各大指南推荐的治疗前列腺增生的手术方式。激光治疗前列腺增生手术比传统的电切手术的依从性更好、患者的创伤更小、平均住院日更短，而且它的中远期效果跟传统电切是一样的。激光治疗前列腺增生手术是需要麻醉的，可采用全身麻醉或连续硬膜外麻醉，中等大小腺体的前列腺增生，从麻醉到手术结束可控制在 1 小时内。患者麻醉清醒后，可下床活动、吃饭，所以患者的接受度很高，是前列腺增生患者较为理想的微创手术治疗方法。

11. 激光治疗前列腺肥大需要住院吗？

有些患者可能有疑问，激光治疗前列腺肥大需要住院吗？答案是肯定的。这是因为患者在接受前列腺激光治疗前需要完善各项检查，排除手术禁忌，进行术前的评估和准备，且术后可能出现出血、发热、感染等并发症，因此需要留院观察。完善的术后治疗与护理对患者顺利康复是至关重要的，同样患者也应积极配合治疗，争取早日出院。目前国内有的医院开展了前列腺激光的日间手术，把整个住院时间缩短至 3 天左右。

12. 激光是如何治疗前列腺肥大的？

　　激光是近二十年来快速发展的新式装备，目前在医疗领域中得到了广泛的应用，前列腺肥大的激光手术治疗就是其中的一个典型代表。目前用于治疗前列腺肥大的激光种类很多，包括绿激光、半导体激光、钬激光、铥激光等。不同的激光，其作用原理和特点不同，因此也就有了众多的手术方式，主要包括经尿道前列腺激光剜除术、汽化术、汽化剜除术。剜除术是指利用激光的爆破力和切割效应，在前列腺增生腺体与外科包膜之间，完整剜除增生腺体，然后将剜除的前列腺增生腺体推入膀胱，换用组织粉碎器将腺体粉碎并取出；激光汽化术是指利用激光的汽化效应，将前列腺组织完全汽化，术后没有标本产生；汽化剜除术是指在汽化的同时沿特定的层面进行剜除，腺体组织一部分被汽化，另一部分被剜除后推入膀胱，采用组织粉碎器粉碎后吸出，术后仍留有标本。不同的手术方式适用于不同体积的前列腺肥大患者。

　　相比于传统的开放手术或经尿道前列腺电切手术，激光治疗前列腺肥大止血效果好，可以显著减少出血量，同时对于一些服用抗凝药物而无法停药的患者也可以进行手术。此外，尿管留置时间和住院时间都有明显的缩短，减少了患者的医疗费用，且增生前列腺

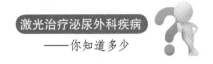

组织切除更加彻底，二次手术率更低。

13. 激光治疗前列腺肥大的并发症有哪些？

任何手术方式治疗前列腺肥大，都会出现一些相应的并发症，激光手术也不例外，不过激光治疗前列腺肥大出现并发症的种类更少、发生率更低。

激光治疗前列腺增生可能出现的并发症主要包括以下几种：

（1）逆行射精：正常的精液是自前列腺尖部的精阜沿尿道自尿道外口射出，增生的前列腺组织被剜除或汽化后，失去了阻止精液逆向流至膀胱的屏障，从而逆行进入膀胱，因此患者射精后尿道口未见精液排出，这种情况术后相对常见，部分患者会随着术后尿道括约肌的修复而消失，不过需要明确的是，患者即使出现逆行射精也不必过于担心，因为膀胱内的精液会随着尿液一起排出。

（2）出血：相比于传统手术，激光治疗前列腺肥大出血的可能性大大减少，术后需要输血的比例也相应降低，原因是激光具有良好的止血效果。

（3）尿失禁：尿失禁分为短暂性尿失禁和永久性尿失禁，激光手术术后短暂性尿失禁的比例可能稍高于传统手术，但从长远来看，两者发生率没有显著的差别。

（4）膀胱颈挛缩和尿道狭窄：手术后创面形成的疤痕和组织的挛缩，都可能会导致上述并发症的出现。

其他少见的并发症还包括直肠损伤、电解质紊乱、感染、包膜穿孔、勃起功能障碍等。

14. 激光治疗前列腺肥大术后会影响性功能吗?

　　前列腺肥大术后性功能是否受影响，主要取决于分布在前列腺最外侧包膜上的血管神经束是否被破坏；性功能受影响主要表现为神经损伤后的勃起功能障碍和逆行射精。传统的开放前列腺摘除术创伤较大，也比较容易损伤神经，因此临床上已经很少使用。传统的电切手术，其手术中使用能量的热效应比较明显，损伤前列腺包膜的可能性也比较大。激光治疗前列腺肥大，虽然激光种类不同，但穿透深度都比较浅，且能量都被水或血红蛋白吸收，因而对前列腺周围组织的热损伤范围小，术后出现勃起功能障碍的可能性也随之降低。另外，术中有无前列腺包膜穿孔，也是影响勃起功能的一个因素，所以术者的熟练程度也是一个因素。

　　激光治疗前列腺肥大术后逆行射精是一个比较常见的共性问题，如果术中增生腺体保留较多，术后出现逆行射精的可能性就较低，但是前列腺肥大再次复发的可能性就比较大，因此也需要进行权衡。

　　综上所述，激光治疗前列腺肥大在一定程度上会影响性功能，但总体上可控，可结合患者手术之前的性功能情况进行综合权衡和处理。

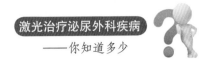

15. 激光治疗前列腺肥大术后会引起尿失禁吗？如何处理？

如果把膀胱比喻成一个水泵，那么前列腺及其尖部的尿道外括约肌就相当是一个阀门，一旦阀门出现问题，则会出现漏水现象。前列腺肥大术后尿失禁是医生和患者都非常关心的一个问题，尿失禁可分为短暂性尿失禁和永久性尿失禁。

激光切除增生腺体的过程中，会对尿道外括约肌产生一定的牵拉作用，从而导致一定程度的损伤，当然这种损伤和前列腺腺体的大小、手术时间的长短等有关，因此术后可能会出现短暂性的尿失禁。不过这种尿失禁是可逆的，一旦术后患者的尿道外括约肌得到修复，这种尿失禁则会消失或改善。当然，术中也可采取一些措施来避免或减少对括约肌的牵拉，这需要外科医生有丰富的手术经验和精湛的手术技巧。短暂性尿失禁一般不会超过3个月，可鼓励患者进行提肛锻炼促进康复。

一旦手术当中出现尿道括约肌的严重损伤，则可能出现永久性的尿失禁，这种尿失禁往往需要进行手术修复，如人工尿道括约肌植入、尿道悬吊等。总体而言，永久性尿失禁的发生比率是非常低的，患者也不需要过于担心。

16. 激光治疗前列腺肥大术后需要注意哪些事项？

激光治疗前列腺肥大术后的康复是非常重要的，通常有 1～3 个月的恢复过程，其间可能会出现尿频、尿急、血尿等症状。患者一定要配合医生，进行科学有效的休养和康复，具体来说，主要包括以下几点：① 拔除导尿管后进行提肛训练，有利于短暂性尿失禁的恢复，同时尽可能坚持锻炼，可以改善性功能。② 术后 3 个月内避免骑自行车等压迫手术部位的活动，以免出现出血等并发症。③ 多吃水果、蔬菜等富含纤维的食物，保持大便通畅，一旦出现排便困难，切忌过度用力，可服用开塞露或泻药帮助排便，避免出现创面出血。④ 术后 3 个月内，偶尔出现肉眼血尿是正常现象，尤其是小便开始或结束的时候，随着创面的愈合血尿会自行消失。⑤ 术后一旦出现尿线逐渐变细，要警惕术后尿道狭窄的发生，尽早至泌尿外科门诊就诊，必要时还需进行膀胱镜检查。⑥ 关注术后病理并定期复查前列腺特异性标志物（PSA），术后切除的标本都会送病理科进行检查，前列腺肥大患者术后病理出现偶发前列腺癌的可能性约为 2%，一旦病理结果为前列腺癌，则需进行进一步的治疗。另外，激光治疗前列腺肥大，虽然切除了大部分的腺体，但是仍然有一部分腺体存在，还是有发生前列腺癌的可能性，因此术后需要定期复查 PSA。

第四章
激光治疗泌尿道狭窄

（一）输尿管—肾盂连接部狭窄

1. 什么是输尿管—肾盂连接部狭窄？

输尿管—肾盂连接部狭窄（Ureter-Pelvis Junction Obstruction，UPJO）是一种常见的先天性梗阻性疾病，是小儿和青少年肾积水最常见的原因。该病可发生于各年龄组，儿童及男性发病较多，男女之比约 2：1。多见于左侧，约占 67%，双侧病变者达10%～40%。输尿管—肾盂连接部狭窄的主要病因有：

（1）内源性因素：

先天性输尿管—肾盂连接部狭窄的解剖异常表现为肾盂与输尿管连接部的结构紊乱，病理组织学改变为：

1）输尿管—肾盂连接部（UPJ）管壁肌肉发育异常，环形肌发育中断，肌纤维广泛地分散和减少，导致肌肉收缩不连贯，最终导致尿液排空功能障碍（图 47）。

2）黏膜发育不良，黏膜上皮形成瓣状黏膜皱襞。

3）原发纤维化病变使局部缺血，继发炎症，加重了梗阻。

4）连接处壁间继发纤维化。

（2）外源性的因素：

1）迷走的（异常的）或提前分叉的肾下极血管是外源性 UPJO 最常见的原因，这些血管在 UPJ 或邻近输尿管之前横行跨过，牵拉、压迫造成机械性梗阻。并使输尿管在 UPJ 或跨越血管处呈成角畸形（图 48）。

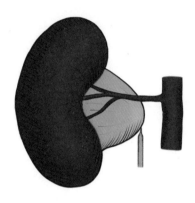

图 47　输尿管—肾盂连接部狭窄，管壁肌肉发育异常，环形肌发育中断

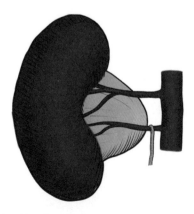

图 48　输尿管—肾盂连接部管狭窄，肾脏下方迷走血管，
输尿管成角，管腔受压

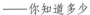

2）继发炎症使输尿管在 UPJ 处发生粘连或形成纤维束带，可加重 UPJ 处成角畸形。束带等长时间的压迫此部位输尿管，将导致其缺血，纤维化，最终将导致狭窄，文献报道的发病率为 15%～52%。

（3）合并畸形：

1）输尿管肾盂高位连接。

2）与 UPJO 合并存在的先天性肾脏畸形较为常见，50% 的患儿中可合并其他泌尿系畸形如重复肾等。

2. 输尿管—肾盂连接部狭窄的临床表现有哪些？

（1）临床症状：输尿管—肾盂连接部狭窄早期多无症状，多为体检时发现，发展到一定程度会出现肾积水及相应的临床症状。成人和青少年多出现疼痛、血尿、感染等症状，婴儿则以腹部肿块为主。特异性临床症状是大量饮水后出现腰痛症状，主要原因是肾盂因利尿被突然扩张，输尿管—肾盂连接部不能使增大的尿流量顺利通过而引起疼痛，同时可伴有恶心、呕吐、血尿、高血压等症状。当梗阻合并感染多出现发热症状，表现为急性肾盂肾炎，严重可导致肾积脓、尿脓毒血症。双侧病变后果较重，若出现双肾积水，治疗不及时严重者可发展成为尿毒症。疼痛症状与输尿管结石引起的肾绞痛不同，UPJO 疼痛通常是一种持续性疼痛，发作时疼痛剧烈，持续一段时间后，疼痛逐渐缓解。肾盂充盈性过度膨胀引起的恶心、呕吐通常在疼痛初始时发生，这种现象称迪特尔（Dietl）危象。迪特尔危象早期主要描述的是瘦小女性，肾脏的活动性较大，在体位发生变化时可引起梗阻而出现疼痛，其疼痛的缓解同样受到体位改变的影响。部分患者出现间歇性肾积水之后才发现真正的原因不是由 Dietl 所述的肾下垂引起的，因为纠正肾下垂后部分患者疼痛不能缓解，之后发现疼痛是由于体位变动导致输尿管—肾盂连接部的部分梗阻变为完全梗阻造成的。

（2）体检表现：输尿管—肾盂连接部狭窄梗阻较重时可扪及腰腹部肿块，肿块一般表面光滑、边缘规则、有波动感。继发感染时，多伴有肾区压痛及叩击痛。

（3）影像学表现：

1）B 超：可发现肾盂扩张积水，肾实质变薄。

2）CT 尿路造影（CTU）或者静脉尿路造影（IVU）：可见患侧肾盂显影延迟，肾盂肾盏扩张，造影剂在肾盂输尿管连接部排泄受阻，而输尿管不扩张。

3）逆行肾盂造影：结合 IVU 可清楚显示输尿管—肾盂连接部狭窄病变。

4）顺行肾盂造影：在 B 超引导下穿刺进入肾盂，注入造影剂使患肾显影并显示梗阻部位。多在逆行肾盂造影不能进行或失败时采用，并且安排在手术前进行。由于 CT 及 MRU 的应用，该造影现已少用。

5）利尿肾图：在常规肾图检查时表现为梗阻曲线的病人行利尿肾图，可见在注射呋塞米后排泄段不仅没有下降，反而继续上升。

6）CT 与 MRI：可以清楚地显示肾脏大小、轮廓、肾积水、肾实质病变及肾实质剩余情况，还能鉴别肾囊性病变，以及尿路梗阻的尿路以外的病变，如腹膜后肿瘤等。

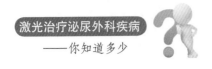

3. 激光能治疗输尿管—肾盂连接部狭窄吗？

输尿管—肾盂连接部狭窄（UPJO）是泌尿系常见畸形，若诊断处理不及时，会严重损害肾功能。UPJO 的治疗以往大多采用开放手术治疗，但开放手术创伤大，术后再狭窄率高。近些年随着微创内镜技术的发展，内镜治疗 UPJO 极大开展，内镜切开术具有出血少、恢复快的优点，一般分为逆行和顺行径路两种。逆行径路腔内内切开治疗输尿管—肾盂连接部狭窄最早开展于 1986 年，英格利斯（Inglis）和托利（Tolley）采用输尿管镜下电刀切开狭窄段，成功治愈了 2 例继发性的 UPJO 患者。逆行途径可避免肾造瘘穿刺，手术创伤小、简单、并发症较小，但成功率低于顺行内镜，且存在术后输尿管远端狭窄的风险。顺行途径需要行肾造瘘穿刺，存在肾脏出血等风险，但优势较为明显主要在于可同时处理肾内结石。对合并感染的病例，顺行的方法也更容易控制感染。但输尿管结石或伴有输尿管肾盂高位连接的情况除外，建议采用逆行入路。内镜下腔内内切开术最初被认为只适合于继发性的 UPJO，但长期的临床随访结果显示对于原发性的 UPJO 也能取得很好的治疗效果，成功率无明显差别。临床上最常用的内镜下切开工具是钬激光。钬激光具有凝固输尿管的小血管出血的作用，使得输尿管镜下狭窄段的切开能够准确地、在无血状态下进行。钬激光的波长处于水吸收的范围内，且其脉冲时间（0.25 ms）低于人体组织传递热量的时间（1 ms），可极大地减少周围正常组织的损伤。激光的应用可通过汽化、切割降低术中出血量，具有更好的组织凝固性。该特性使组织切除维系在表面，切口平滑，切除部位不易产生再生性瘢痕，对 UPJO 的切割效果更为理想。而冷刀内切术创口大，出血量较多，视野受限，因而其手术时间长，冷刀切开术成功率较低，再次狭窄率高达 68%。

4. 什么样的输尿管—肾盂连接部狭窄适合激光治疗?

激光治疗输尿管—肾盂连接部狭窄，最佳适应症为内源性因素引起的狭窄，狭窄段 <2 cm，肾积水为中轻度，尤其适用于开放手术后复发性、继发性狭窄。UPJO 腔内激光切开是有理论依据的，美国加利福尼亚戴维斯医学中心等的动物实验研究结果显示：第一，单纯纵行切开，无论是正常的还是狭窄的输尿管均能很快愈合，无不良后果。第二，在 4～6 周的时间内，输尿管的愈合为上皮覆盖缺损处形成管状，之后平滑肌逐渐长入。因此，米勒维尼（Minervini）等运用此理论，通过制作的肾造瘘通道实施经皮肾镜输尿管腔内切开术，对狭窄部输尿管作纵行切开并留置输尿管支架管，使得缺损的组织沿支架管再生愈合，从而达到治愈狭窄的目的。钬激光在切开的同时可凝固输尿管小血管出血，使狭窄段切开在基本无血状态下精准完成。该技术对患者和组织损伤小，与开放手术治疗效果相差无几，恢复速度明显优于开放手术，是理想的手术方式。对于轻度或中度肾积水、狭窄段不超过 2 cm 的患者，且排除横行血管引起的 UPJ，范考赫（Van Caugh）等认为钬激光腔内切开术能取得良好的手术效果。如有横行血管，内切开效果不明显。据临床经验，肾

积水程度是决定手术成败的重要因素之一。轻中度肾积水病例，狭窄段较短，手术成功率高；重度积水伴有肾功能差，肾盂扩张明显，纤维化明显，失去了正常的收缩功能，采用钬激光内切开手术效果差，对于这类患者采用离断性肾盂成形术治疗效果更佳好。

5. 激光治疗输尿管—肾盂连接部狭窄的优势是什么？

经内镜下钬激光内切开术具有操作简单、创伤小、安全有效、恢复快等优点，是治疗轻中度肾积水 UPJO 的较好微创治疗方法，亦是治疗非异位血管所致的轻中度 UPJO 狭窄的首选治疗方法。对于重度肾积水 UPJO，肾盂明显扩张伴肾功能差的患者，应选择离断性肾盂成形术。1986 年英格利斯等最先被报道采用逆行输尿管镜下内切开术，取得良好的效果。自此输尿管内镜内切开术得到了迅速的发展，同时钬激光的出现及应用，为经尿道输尿管逆行途径内切开术提供了便利性及安全性。钬激光可达到有效的组织凝固、气化、切割及良好的止血目的，使手术几乎在无出血、低损伤的情况下进行。近几年由于经皮肾镜技术的迅速发展及钬激光在泌尿外科的应用，为肾盂输尿管连接部狭窄的治疗提供了一种新的途径，具有创伤小、恢复快、并发症少、成功率高，可同期处理肾、输尿管上段内合并病变等优点。另外由于输尿管肾盂连接部（UPJ）梗阻，尿液引流不畅容易引起肾结石，加重肾积水，甚至引起上尿路感染，因为输尿管狭窄与结石和尿路感染互为因果，临床上应同时处理。经皮肾镜联合钬激光既可以碎石，并同期行输尿管—肾盂连接部狭窄段内切开，一套设备可同期处理多种疾病，具有操作相对简单、碎石效果好、效率高、止血效果相对较好、减少狭窄复发率等优点。

6. 激光治疗输尿管—肾盂连接部狭窄术后会复发吗？

激光治疗输尿管—肾盂连接部狭窄术后存在一定的复发率。综合国内外报道，激光治疗输尿管—肾盂连接部狭窄总治愈率约69%，约有30%患者疗效不佳或者复发。造成术后复发的主要因素有：①病例选择不佳，术前应常规行多普勒或者CTA检查排除异位血管压迫引起UPJO类型的患者，内切开手术失败和复发的患者多属于异位血管压迫引起UPJO的患者。②狭窄段长度是影响狭窄腔内激光治疗效果的最重要因素，狭窄段长度越短，效果越好，狭窄段长度 >2 cm，手术易失败或者复发。③肾积水程度，轻中度肾积水患者，手术成功率高。重度积水伴有肾功能差，肾盂扩张明显，肾盂壁纤维化明显，失去了正常的收缩功能，采用钬激光内切开手术效果差，宜采用离断性肾盂成形术较好。④手术操作的原因，没有全层切开输尿管壁外侧，直至确认脂肪组织，没有做到切开长度近端过肾盂黏膜，远端至正常输尿管。⑤术中双J管选择不当或留置时间太短。术中应根据输尿管口径的情况选择合适型号的双J管，必要时可以放置两根。一般留置6~8周，如术中情况复杂，切开范围较广者留置可长达3~6月。⑥术后没有按医嘱定期随访，一般不超过3个月即需行B超、IVU（CTU）检查，了解肾功能恢复、狭窄解除的情况，发现异常尽早处理，再次放置双J

管，必要时可行输尿管气囊扩张等，可以有效降低狭窄的复发率。

7. 激光治疗输尿管—肾盂连接部狭窄术后的并发症有哪些？

（1）近期并发症：

1）出血：出血主要分为术中出血和术后出血。术中大出血是UPJO腔内激光切开术的最危险的并发症，出血主要来自输尿管周围血管的损伤，而术后大出血的风险相对较低。术中避免大出血的关键是一定要在UPJO的后外侧方切开，并注意观察，避免在血管搏动处切开，术后出血，可能与顺行手术建立经皮肾镜通道或切开时产生血管损伤引起的动静脉瘘有关。给予补液、止血等保守处理大多能很好止血，必要时行DSA血管栓塞，一般能成功止血。

2）输尿管黏膜撕裂和黏膜下假道形成：撕裂较轻，一般可置管保守处理。有时大的黏膜下假道可引起输尿管缺血致术后管腔狭窄、甚至坏死，必要时改为开放或腹腔镜下修补、吻合。为避免此类并发症发生，操作时应尽量动作柔和，选择头端柔软的导管。

3）输尿管穿孔：常由于导管、导丝损伤所致。一般置管引流常可解决问题。穿孔后的处理最重要的是保持输尿管的引流通畅，避免尿性囊肿形成。

4）黏膜撕脱，套叠或断裂：黏膜撕脱和套叠是UPJO逆行输尿管镜手术最严重的并发症。小的黏膜撕脱（<0.5 cm）可先作保守处理。如黏膜撕脱或套叠较长，应马上行开放手术，视损伤部位和长度采用输尿管膀胱吻合或肠代输尿管。术中应尽量避免钳夹过

大的组织或者结石。套叠较少见，主要发生于输尿管镜试图通过一个较窄的输尿管腔时。术中如感觉镜体嵌入输尿管内较紧时，应避免手术时间过长或将镜体反复进出输尿管，此时可先输尿管内置入双 J 管，待其被动扩张后作进一步的处理。

5）发热和感染：顺行和逆行手术均可发生，一般作对症处理后可缓解。术后尿路感染大样本病例报告的发生率约为 1.3%。

6）感染性休克和尿源性败血症：是该手术后最凶险的并发症。常发生于梗阻并感染或肾积脓时，往往患者合并糖尿病等基础疾病，这种情况最好先作经皮肾造瘘引流，待感染症状控制、炎症指标明显改善后再作手术。术中应避免冲水过多或手术时间过长，而使肾内压升高引起肾内静脉反流，围手术期需给予足量的敏感抗生素。

7）术后肾绞痛：常由于输尿管水肿或血块暂时阻塞输尿管所致，口服止痛药常能缓解。

8）其他：长时间腔镜手术时偶有发生水中毒综合征，此外尚有术中异物残留、同时处理结石时结石残留于输尿管外等少见并发症。

（2）远期并发症：

1）输尿管坏死：主要由于黏膜下假道形成后灌注液过多冲入使输尿管壁缺血所致，较少见。

2）输尿管狭窄或闭锁：主要由于局部输尿管壁缺血或输尿管狭窄术后局部组织纤维化所引起。随着腔内镜和激光技术的进步、输尿管镜小型化的发展，此并发症已不多见。

3）膀胱输尿管返流：逆行入路手术后返流偶有发生，具体发生率尚无一致意见。不伴尿路感染、输尿管扩张及肾积水的成人膀胱输尿管返流可以随访观察。

8. 激光治疗输尿管—肾盂连接部狭窄术后注意事项有哪些?

（1）术后早期：①要注意有无腹痛，血尿、发热等，如有不适，要及时汇报医生。②术后 6 小时后鼓励要勤翻身，取半坐卧位，避免局部长时间受压而发生压疮，在床上活动四肢，避免深静脉血栓形成。③尿管引流液颜色澄清者术后 24 小时生命体征平稳后，经医生允许可以下床活动，注意保持尿管引流通畅，避免牵拉、反折，引流袋勿高于耻骨联合，防止发生逆行感染。④部分患者会出现尿路刺激征，这是留置双 J 管后较常见的并发症，可能为膀胱内双 J 管过长、过硬刺激膀胱三角区所致。术后肾区疼痛酸胀等不适可能与输尿管内尿液逆流有关，可口服酒石酸托特罗定片或盐酸坦洛新缓释片等平滑肌松弛剂以缓解症状。⑤双 J 管的存在使膀胱输尿管内尿液返流发生率增高，严重者可导致肾脏的逆行感染。留置导尿管期间保持引流通畅，每日饮水 2000～3000 ml。拔除尿管后不能憋尿，当膀胱过度充盈，体位改变或同时存在可能诱发腹压升高的疾患，如便秘、咳嗽时，膀胱压力超过肾盂压力，可导致肾脏尿液返流的发生。如留置肾造瘘管，术后复查可经肾造瘘管造影，了解术后是否出现尿外渗或腹膜后血肿等并发症，若未发生尿外渗，肾造瘘管可拔出。

（2）出院后：根据医嘱，①术后 1 周，要复查腹部常规超声检查及腹部平片，了解双 J 管的位置。②术后 1、3、6、12 个月，需要复查超声、IVU（CTU）检查（图 49）及利尿肾图检查，如有必要，需接受逆行尿路造影，医生或借助输尿管镜了解术后 UPJ 通畅情况。

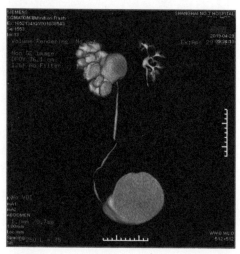

图 49　病例：女性，23 岁，输尿管—肾盂连接部管狭窄，CTU 检查，考虑内源性因素，管壁肌肉发育异常，环形肌发育中断

（二）输尿管狭窄

1. 输尿管狭窄的原因有哪些？

　　输尿管是左右各一根细细长长的管道，连接肾脏到膀胱，成人大约二十厘米长，承担运输尿液的功能。管腔变细就出现狭窄。输尿管狭窄的原因有很多种，从大的方面可分为先天性狭窄、后天性狭窄两大类。

（1）先天性狭窄从胎儿时期就出现，是一种先天性畸形，有些狭窄出生后就比较明显，随着患者年龄增长逐渐加重，引起严重的肾积水；也有些狭窄出生时比较轻，在患者以后的成长中变化也不大，没有或仅有轻度的肾积水。肾盂输尿管连接部和输尿管膀胱连接部狭窄相对多见；其他还有输尿管开口的狭窄，比如输尿管口囊肿、输尿管异位开口等比较少见；腔静脉后输尿管等中段的狭窄更为少见。

（2）后天性输尿管狭窄常见的原因有外伤、炎症、医源性损伤、肿瘤和输尿管周围病变的压迫。

1）外伤：在战争时期常见枪弹伤、刀伤，和平时期多为车祸伤、工伤、挤压伤等。输尿管受到外伤后，引起全部断裂或部分断裂、压迫缺血等，导致输尿管的完整性破坏、尿液外渗到输尿管周围，如果没有及时修复输尿管、恢复输尿管的完整性，在损伤处就会出现疤痕愈合并形成狭窄。

2）炎症：普通的输尿管炎症长期存在可以形成输尿管狭窄，特殊的输尿管炎症中较常见的是输尿管结核，结核杆菌侵犯输尿管的黏膜和肌层形成瘢痕挛缩，可以导致输尿管从上段一直到输尿管膀胱开口的狭窄、僵硬。

3）医源性损伤：是指在手术或放射性治疗时造成的输尿管损伤继而导致狭窄。输尿管自身的手术（输尿管激光碎石手术、输尿管吻合手术）和输尿管周围脏器的手术（子宫切除手术、结肠癌根治手术、盆腔淋巴结清扫手术等）中可能引起的输尿管误伤和输尿管吻合口漏尿、缺血等都会导致输尿管狭窄。

4）肿瘤：输尿管肿瘤体积长到一定程度就会占据管腔空间造成输尿管狭窄。

5）输尿管周围的病变：比如巨大的后腹膜囊肿、肿瘤、后腹膜纤维化、子宫肌瘤、肠道肿瘤等都有可能压迫或侵犯输尿管，形成输尿管腔狭窄。

2. 输尿管狭窄的临床表现是什么样的？

输尿管负责运输尿液，所以当输尿管出现狭窄的时候，这条运输尿液的通道会出现梗阻，尿液运输就不畅通，会引起狭窄部位以上的肾盂或输尿管的扩张和积水。输尿管狭窄患者的临床表现，与狭窄的部位、狭窄的程度包括狭窄发展的速度有很大的关系。如果输尿管狭窄比较严重，或者狭窄的发展速度很快，就会出现肾盂积水严重，肾盂的压力升高就比较明显，刺激肾包膜的神经，从而出现腰部、背部或腹部的疼痛。有的时候疼痛剧烈，比如肾绞痛；有的时候仅有隐痛或是酸胀的感觉。输尿管狭窄如果在靠近肾脏的部位，症状主要出现在腰背部，狭窄如果出现在中下段，症状则主要出现在中下腹部靠输尿管病变的那一侧。输尿管狭窄引起尿路梗阻后常常会导致尿路感染，严重的感染可以有畏寒、发热等症状。如果双侧输尿管同时出现狭窄，就会导致双侧上尿路梗阻、双肾积水，严重的情况下影响可能影响到肾功能，患者会有肾功能不全的临床表现，如少尿、下肢浮肿、食欲差等。

输尿管狭窄另外一些临床表现是导致输尿管狭窄的原发病的临床表现，比如说输尿管肿瘤可以出现无痛性肉眼血尿，大肠癌可以出现血便，子宫肌瘤可以出现阴道不规则出血。和输尿管结核同时存在的膀胱结核可以出现尿频、尿急、尿痛等症状。

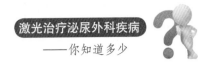

3. 激光能治疗输尿管狭窄吗？

激光不仅能对软组织具有精确切割，还具有凝固、止血功能，而且组织穿透深度浅，在 0.2 mm 到 0.5 mm 之间，安全、可靠、疗效佳，因此激光能够治疗输尿管狭窄。

4. 哪些输尿管狭窄适合激光治疗？

（1）适合激光治疗的输尿管狭窄一般由先天性、良性疾病引起，狭窄段较短，长度在 1 cm 以内的疗效较好。比如输尿管口囊肿，合并输尿管结石的输尿管狭窄，一些医源性因素导致的输尿管狭窄（输尿管结石微创治疗术后形成的输尿管狭窄、输尿管吻合术后形成的输尿管狭窄、妇科手术后形成的输尿管狭窄等）。尤其是极短的"狭窄环"（0.5 cm 以内）疗效确切，远期效果也很好。

（2）有些输尿管狭窄的患者虽然是良性疾病，狭窄段长度也较短，但是因为一些特殊原因也不适合采用激光治疗，如：输尿管结核、患侧肾脏重度积水皮质菲薄几乎无功能、泌尿道感染未控制、输管闭锁导丝无法通过、输尿管外的疾病压迫导致、腔静脉后输尿管等。

（3）还有一部分输尿管狭窄由恶性病变如输尿管肿瘤引起，则需要进行根治手术治疗；或者输尿管狭窄距离较长（超过 1 cm），也不适合激光治疗或治疗效果不好。

5. 哪些激光可以治疗输尿管狭窄?

一般来说功率合适,有切割、止血作用的医用激光都可以于治疗输尿管狭窄。目前临床上常用的激光按照工作介质分类:

(1)气体激光:二氧化碳激光(波长 10.6 μm)。

(2)固体激光:钕激光(Nd:YAG,波长 1064 nm),钬激光(Ho:YAG 激光,波长 2100 nm),绿激光(KTP 激光,波长 532 nm),铥激光(Tm:YAG 激光,波长 2013 nm)。

(3)半导体激光:980 nm,1470 nm。

(4)光纤激光:铥激光,Tm fiber 激光(波长 1940 nm)。输尿管狭窄段和输尿管壁的厚度都较薄,需要组织穿透深度浅、能做精细切割的激光,钬激光和铥激光的组织穿透深度在 0.2 mm 到 0.5 mm 之间,比较适合做输尿管狭窄的治疗,也是目前临床上做这种手术使用最多的激光。

6. 激光是如何治疗输尿管狭窄的?

激光治疗输尿管狭窄是通过输尿管镜下内切开狭窄段达到治疗目的。这种内切开手术在临床上用于治疗输尿管狭窄很多年了,以前使用没有任何能量的"冷刀"。激光的切割功能较为精准,同时又有止血作用。钬激光的组织穿透深度小于 0.4 mm，铥激光的组织穿透深度 0.2 mm，可以对狭窄段进行逐层精细的切开，又是在输尿管镜的直视下，所以整个切开过程很安全，不会误切到输尿管周围的脏器。另外，狭窄切开后输尿管扩张的程度也是直视下可观察到的，确保输尿管镜能够通过，而且狭窄段上下的通道均位于输尿管正常腔道内。理想情况下，手术后输尿管正常黏膜会沿着双 J 管周围的狭窄段生长，逐渐覆盖狭窄段，从而恢复输尿管黏膜的连续性。

输尿管镜下激光内切开术治疗输尿管狭窄，先要在手术前通过静脉肾盂造影或逆行肾盂造影或核磁共振水成像确定狭窄部位、狭窄长度和肾积水程度，通过同位素肾扫描检查分侧肾功能，尤其是输尿管狭窄这一侧的肾功能，为以后的病情变化留下参照。手术一般采用全身麻醉，患者相对舒适，输尿管的平滑肌也能充分松弛，为手术创造良好的条件。狭窄段在输尿管中、下段也可采用硬膜外麻醉。手术时患者取截石位，用输尿管镜在全程可视的情况下从尿道置入，经过膀胱，找到患侧输尿管开口后插入导丝，输尿管镜顺着导丝进入输尿管，逐渐上行到达狭窄段的位置，将导丝通过狭窄段，此时要确保导丝在输尿管管腔内，避免进入输尿管黏膜下。调整激光的功率在较低能量，在导丝引导下在多个部位自下而上纵行切开狭窄段全段，长度要超过狭窄段上下端，深度到达输尿管外膜水平，必要时切开深度可达到输尿管外脂肪组织。随着激光切割逐渐到位，可观察到狭窄段逐渐扩大，使得输尿管镜可轻松通过，并利用输尿管镜体中部较粗的位置进一步扩张输尿管狭窄段。最后置入双 J 管（一般使用 6F 或 7F 的规格），上面放入肾盂下面到达膀胱，最后留置 16F 的双腔气囊导尿管 3～5 天，充分引流膀胱尿液，防止反流影响切开狭窄段的愈合。

7. 激光治疗输尿管狭窄术后会复发吗?

有可能。有几种情况:①激光治疗输尿管狭窄是一种通过自然腔道的微创手术,手术中没有将狭窄段全部切除,而只是切开,如果狭窄段较长,输尿管黏膜生长愈合后不能完全覆盖所有狭窄段。拔出输尿管支架管后,早期输尿管还比较通畅,后期残存的狭窄段没有了双J管的支撑逐渐塌陷,管腔变窄,再次出现梗阻。②有的输尿管狭窄因为早期有输尿管损伤,有尿液外渗到输尿管周围,慢慢形成了纤维包裹,对输尿管有压迫作用,而且此时的输尿管狭窄段形成了较为坚硬的疤痕,激光切开狭窄后,疤痕和周围的纤维包裹不能彻底清除,即使输尿管黏膜能生长覆盖狭窄段,但是疤痕和纤维组织在拔出输尿管支架管后对此段输尿管的压迫可导致手术后狭窄复发。③激光治疗输尿管狭窄手术后,如果出现尿液反流引起肾盂压力大、感染、狭窄切开处尿液外渗,则可导致狭窄切开部位瘢痕愈合,再次形成狭窄。

8. 激光治疗输尿管狭窄的并发症有哪些?

激光治疗输尿管狭窄虽然是一种微创手术,术后依然会有一定并发症发生。主要有:

(1)感染:激光治疗输尿管狭窄时需要利用激光的能量切开狭窄

部位直到看到正常的组织，这时输尿管的连续性就受到破坏，在输尿管黏膜愈合以前要依靠输尿管支架管引流尿液，如果支架管位置变动、阻塞或膀胱痉挛尿液向上返流都会出现尿液引流不畅，漏到输尿管以外，可能引起周围的感染，少数患者的感染严重导致肌肉、皮肤破溃，则形成瘘管，成为输尿管皮肤瘘，不断会有尿液从瘘管中流出。

（2）输尿管再狭窄：激光的热效应如果作用到狭窄段周围的正常输尿管，可能会引起输尿管二次损伤。尤其当激光的能量较大、作用时间较长时，输尿管正常组织会吸收大量激光直接发射的或液体传导过来的能量，引起"热损伤"。简单说，就是激光可以直接损伤输尿管，也可以把周围的液体温度升高从而"烫"坏输尿管，最终引起输尿管缺血、再次狭窄。

（3）其他：另外一些并发症是与激光治疗输尿管狭窄后留置输尿管支架管有关的，比如输尿管支架管摩擦输尿管和膀胱的黏膜引起血尿，刺激黏膜引起尿频、尿急、尿痛等症状。输尿管支架管引流不通畅还会引起腰部不适或胀痛。

9. 激光治疗输尿管狭窄术后有哪些需要注意的？

（1）激光治疗输尿管狭窄术后常规要放置输尿管支架管。管子两头为J型，又称J型或双J管。管子是高分子材料，既有一定强度，又对人体组织的刺激比较小，管体上面有很多小孔，便于尿液引流。手术中放置时，一头向上放到肾盂，另一头向下通过输尿管狭窄部位，放到膀胱，可以起到支撑和引流作用。根据激光切开狭窄段具体情况和患者输尿管长短、粗细的不同，选择合适的双J

管很重要。一般成人常用的是直径 6F（像一根面条这么粗），长度 24～26 cm 的双 J 管，如果狭窄严重，为了起到更好的支撑作用，可以选择直径更大一些的双 J 管。手术当中留置导管时，要通过输尿管镜全程在直视下操作。

（2）根据手术中看到的具体情况和术后病情变化确定双 J 管留置的时间，狭窄严重、狭窄段长、激光切开的范围大，双 J 管留置的时间要更长一些。一般至少要留置 4～8 周，大约 4 周后输尿管切开部位的黏膜逐渐生长、愈合、恢复连续性，8 周左右输尿管的肌层、神经逐渐恢复。

（3）患者出院后一定要来泌尿外科门诊复查，根据复查结果决定拔除双 J 管的具体时间，切记：不要忘记拔除患者体内的双 J 管。

（4）患者术后可能出现的与体内双 J 管相关的症状，如尿频、尿急、尿痛、血尿、腰痛等，如果不严重可以多喝水、减少活动即可；如果比较严重则建议到医院检查，看双 J 管有没有移位。

（5）拔除输尿管支架管以后要注意观察、定期门诊随访。术后第一次复查可以在拔管以后 1 个月左右，了解肾积水变化及肾功能恢复情况。

（三）尿道狭窄

1. 尿道狭窄有哪些临床表现?

尿道是膀胱通向体外的一根管道，是人体控制尿液排出的通道，男性的尿道还兼具排精液的作用。男性的尿道较长，约有18 cm，女性的尿道较短，约有5 cm。尿道的最表面有一层黏膜覆盖，类似于人类的口腔黏膜。尿道的黏膜比较脆弱，在受到外力打击、感染或是医疗操作过程中，很容易受伤，受伤后的尿道黏膜在愈合的过程中会形成疤痕，疤痕挛缩后会使尿道的管腔变细甚至完全封闭。由于男性的尿道比较长，而且大部分是在体外，所以更容易发生尿道狭窄。

在发生尿道狭窄后，病人往往会感觉排尿非常费力，好像有什么东西堵住似的，要用很大力气去屏，尿才排得出，排尿时间也要比以前长，排出来的尿线也变细了而且会有分叉，发展到最后甚至是慢慢滴出来的。随着尿道狭窄越来越严重，排尿的阻力也越来越大，当膀胱的收缩力不能克服尿道的阻力把尿液完全排出，那么每次排完尿后，膀胱里面会有尿液残留，我们称为"残余尿"。随着残余尿越来越多，膀胱充盈过度后会出现尿液不自主地往外滴，我们称作"充盈性尿失禁"。如果发展到一点小便也排不出，我们称作"尿潴留"。在残余尿增多的过程中，残留的尿液对膀胱的压力也越来越大，会导致尿液向输尿管和肾脏返流，导致肾脏积水，肾功能受到损害，肾功能减退甚至是尿毒症。这些症状不光发生在尿道狭窄的人，其他导致尿道梗阻的疾病都会有类似的症状，比如最常见的就是老年男性的前列腺增生患者。

所以一旦出现上面所说的症状，就应该及时到医院来看病，以免延误病情，对身体产生不必要的损害。

2. 激光能否治疗尿道狭窄？

前面我们说过尿道狭窄形成的原因主要是尿道里形成了疤痕，堵住了尿道，导致了诸多排尿问题。我们要解决的问题就要把尿道疏通，恢复尿道通畅，还给病人畅快淋漓的感觉。那么怎么来解决呢？打个比方，譬如说你们家水斗的水流不下去了，那你肯定知道是下水道有东西堵住了，只有把堵住的东西掏出来，下水道才能疏通，水斗的水才能流下去。解决尿道狭窄也一样，要把引起尿道狭窄的疤痕切开去除，尿道才能恢复通畅。

在前面的章节中，我们已经介绍一些用于泌尿外科手术的激光，如钬激光、绿激光以及铥激光等。而这些激光共同的特点就是切割力强，能量集中。尿道是非常细的，在尿道里做手术就如同"螺蛳壳里做道场"，那么兼具有纤细的身材和强大切割力的激光就非常适合用来在尿道里进行疤痕切开切除的手术。

怎么能使激光到达所需要手术的部位呢？我们用细的镜子，如输尿管镜、膀胱镜或是前列腺电切镜先进入尿道观察，在到达狭窄的部位后，把纤细的激光光纤放到镜子当中的通道中，对准疤痕，精准切割，恢复尿道通畅，这样就可以再展排尿时的雄风。

3. 激光治疗尿道狭窄的优势是什么？

尿道狭窄的治疗方法有很多种，譬如尿道扩张术、腔内手术，开放性尿道成形术等。尿道扩张就是用不同粗细的尿道探子伸入尿道，把疤痕强行扩开，这样治疗，虽然比较简单，但是效果差，很容易复发，并不能解决根本问题。而且强行扩张可能会引起新的损伤，反而会加重尿道狭窄，甚至可能穿破尿道到其他地方，我们称之为"假道"。

现在治疗尿道狭窄常用的手术方式是经尿道的腔内手术，俗称"微创手术"，就是通过尿道，在尿道里做手术，把疤痕切开和切除。切疤痕的工具主要有三种，一种就是直接用特制的刀片把疤痕切开，我们称之为"冷刀"，冷刀的缺点在于只能切开疤痕，不能把疤痕切除，并且不能止血，所以容易出血，也容易复发。一种是电切割，电切割虽然可以切除疤痕和止血，但是电切割的原理是高温切割，切割疤痕的同时也会热损伤周围的正常尿道和组织，造成新的疤痕的形成，同时切割过的地方会产生过多的坏死组织，不利于旁边正常的尿道黏膜爬行覆盖。第三种就是我们所说的激光，激光能量集中，切割精确，速度快，止血充分，热效应小，能确切的切开和切除疤痕而不损伤到深层的组织，有利于周围尿道黏膜的覆盖，使得尿道变的平滑而通畅。同时激光有着很纤细的身材，可以聚焦于狭窄的地方，即使对严重狭窄或是闭锁的病例也可以应用。

所以说用激光治疗尿道狭窄具有微创、安全、疗效好和恢复快的优势，它是我们泌尿外科医生的一件得心应手的工具，已经得到了泌尿学界的一致认可。

4. 哪些尿道狭窄适合激光治疗？

由于男性的尿道比较长，大概有 18 cm 左右，而且大部分是游离在体外，所以容易发生尿道狭窄。根据男性尿道的解剖部位，可以把尿道分为前尿道和后尿道，其中尿道海绵体部尿道为前尿道，前列腺部尿道为后尿道。根据尿道狭窄的部位的不同可分为前尿道狭窄和后尿道狭窄。根据尿道狭窄的范围和损伤的程度又可分为单纯性尿道狭窄和复杂性尿道狭窄。有以下情况发生的就属于复杂性尿道狭窄：① 狭窄长度后尿道超过 2 cm，前尿道损伤超过 3 cm。② 有两个以上狭窄的地方。③ 同时伴有结石、炎性息肉、尿道瘘等并发症。④ 有假道形成等。根据尿道狭窄的病因还可以分为先天性、炎症性以及外伤性尿道狭窄。

对于激光而言，由于它具有小巧的身材，灵活的身体以及强大的切割、止血能力，能游刃有余的解决大多数类型的单纯性尿道狭窄。但是如果是伴有感染、脓肿，合并有假道、尿瘘，以及狭窄段太长或尿道完全闭锁的复杂性尿道狭窄，就不适合应用激光治疗了。

5. 激光治疗尿道狭窄术后会复发吗?

激光治疗尿道狭窄的原理就是切开和切除导致尿道狭窄的疤痕，恢复尿道的通畅性。虽然说把疤痕切除了，但是最终尿道的修复还是要靠旁边的正常尿道黏膜慢慢爬到并覆盖原先被切除疤痕的地方，使得尿道变得光滑。就像手上被割掉一块肉，形成伤口，伤口地方的皮肤是缺失的，那么在愈合的过程中周围正常的皮肤会慢慢爬向皮肤缺失的地方，并最终完全覆盖，恢复皮肤病损的完整性。但是大家可以看到有的人的伤口愈合后会形成明显的疤痕，坑坑洼洼高低不平，甚至扭曲变形，非常难看。伤口愈合的好坏其实是和伤口的大小和深浅，以及有无感染有关，如果说伤口很大很深，而且又继发感染，那么肯定是愈合很慢，并更容易产生疤痕。

激光切除尿道疤痕后，尿道伤口愈合的情况也直接影响到手术的成败。如果能愈合的很光滑，那么尿道的通畅性就会恢复得很好。但是尿道的愈合情况也是和切除疤痕的多少、深浅和有无继发感染有关。如果说导致尿道狭窄的疤痕范围很广，或是疤痕很深，手术的时候为了尽量能把疤痕切除干净，那么被切除地方留下的伤口范围就会很大很深，还有就是尿道伤口里发生感染了，在这些情况下，尿道伤口在愈合的过程中就有可能导致新的疤痕形成并收缩，再次堵塞尿道，导致尿道狭窄的复发。因此，即使应用激光治疗尿道狭窄，术后也有尿道狭窄复发的可能。

但是由于激光的优越特性，使得医生可以做到精准切割，这大大降低了手术后尿道狭窄复发的概率，为手术的成功起到保驾护航的作用。

6. 激光治疗尿道狭窄的并发症有哪些？

大家知道尿道的管腔很细，而且尿道的壁也很薄，如果尿道狭窄很严重，那么手术的时候为了尽可能多的切除疤痕，就会切得比较深，而且由于狭窄段比较长，正常的尿道管腔就很难辨别，这个时候就很容易切穿尿道进入到尿道旁边的间隙，从而形成一个不和尿道相通的通道，我们称之为假道。这就比较危险了，稍有不慎就会使尿道穿孔，导致尿道内外相通，就像在水管上钻出一个洞一样。排尿时尿液就会从穿孔的地方流出,我们称之为尿瘘。如果是在后尿道甚至会穿到直肠,导致直肠穿孔,这是非常严重的并发症。在后尿道还有控制排尿的肌肉,如果狭窄段在这个部位,在激光切除疤痕的过程中就很容易损伤到这些肌肉,这会使排尿失去控制,尿液不受控制的自己排出,导致尿失禁。如果狭窄段是在膀胱颈部的,激光在切开切除膀胱颈部疤痕后,会使得膀胱颈部关闭不全,导致逆行射精。那么什么是逆行射精呢? 大家知道射精管是开口在尿道的,正常射精的时候膀胱颈部是收缩关闭,精液就往前流,从尿道外口射出,如果膀胱颈部关闭不完全,那么射精的时候精液就会往后流进入膀胱。这个时候我们就称作逆行射精。此外,由于尿道狭窄部位主要是纤维组织(即疤痕组织)增生,即使应用激光技术切除了引起尿道狭窄的疤痕组织,术后仍有可能还会出现新的疤痕组织,导致尿道狭窄复发。

以上这些并发症在其他尿道狭窄手术中也会发生,其实在激光治疗尿道狭窄过程中,出现这些并发症的概率还是很低的,所以说激光治疗尿道狭窄还是非常安全的。

7. 激光治疗尿道狭窄术后为什么有些患者还需要定期尿道扩张?

前面我们说过,激光治疗尿道狭窄,虽然安全、疗效好。但仍然会有一部分病人术后会出现尿道狭窄复发。因为尿道狭窄经激光治疗后,尿道里的伤口会有一个愈合的过程,如果尿道狭窄本身比较严重,狭窄长度比较长的话,为了能把疤痕切除干净,那么留下的伤口就会又大又深，伤口在愈合的过程中可能会产生新的疤痕，疤痕会慢慢收缩，导致尿道的再次狭窄。疤痕是尿道狭窄的基础，疤痕收缩是形成尿道狭窄的关键。所以为了预防尿道再次狭窄，尿道扩张就显得尤为重要了。

尿道扩张本身也是治疗尿道狭窄的一种方式，尿道扩张的工具是一套粗细不等圆的金属探条。扩张的时候，先挑一根粗细适中的探条从尿道外口插入，慢慢往尿道里伸入，遇到有疤痕收缩的地方会感觉有阻力，这个时候适当加力，可以把尿道疤痕扩开，然后再进一步深入尿道直到膀胱。然后把尿道探条保留在尿道内数分钟，给疤痕一个持续的扩张力，让收缩的疤痕慢慢松开。一般每隔一周左右扩张一次，直到疤痕不再收缩，尿道恢复通畅。所以对于一些比较复杂的尿道狭窄，在激光治疗后，定期的尿道扩张可以预防尿道狭窄复发，保持尿道的通畅性。

第五章
激光治疗男性外生殖器疾病

（一）尖锐湿疣

1. 什么是尖锐湿疣?

尖锐湿疣是属于一种通过性传播的疾病。我们从这个病的名字就可以看出，它肯定是因为长出像疣状的东西才会被称为尖锐湿疣。那它究竟是什么样的呢？想必大家都吃过桑葚和花菜吧，它的典型表现就是在生殖器表面或肛门周围长出像桑葚和花菜一样的赘生物，表面凹凸不平并且潮湿，有时候会长的密密麻麻，看上去让人浑身起鸡皮疙瘩。因为它表现为疣状的新生物，而且表面常常潮湿，所以我们称之为尖锐湿疣。由于该病好发在生殖器而且是通过性传播的，我们也称之为生殖器疣或是性病疣。下面我们就正式认识一下这个疾病。

尖锐湿疣是由人乳头状病毒感染导致的一种性传播疾病。一般生长在男女生殖器上以及肛门周围。男性多发于包皮、冠状沟，系带、龟头、阴囊、尿道口和肛周。女性多发于大小阴唇、后联合、阴道、宫颈和肛周。疾病最初表现为局部小而柔软的淡红色丘疹，以后逐渐增大并隆起，一般没有明显的不舒服。随着病变的地方不断增生，可以形成疣状的突起。如果不及时治疗，疣体会不断长大，表面会呈白色、红色或污灰色，根据疣体的形状可形象地分为乳头状、菜花状、鸡冠状等。

尖锐湿疣是一种常见的性病，在我国的发病率仅次于淋病，位居性病的第二位。好发于性活跃的人群，以年轻人居多。这个病传染性强，容易复发，有时需要反复治疗，而且会增加女性得宫颈癌的风险，因此会严重影响到日常生活。

2. 尖锐湿疣是怎么产生的？

尖锐湿疣的罪魁祸首就是人乳头状病毒，它的英文名字是"human papillomavirus"，简称 HPV。HPV 主要是通过性接触传染。目前已经发现的 HPV 有 100 多个亚型，其中和尖锐湿疣有关的主要是 6 型和 11 型的 HPV。

当一方携带有 HPV，那么在性交的过程中，如果另一方的皮肤黏膜有微小的破损，这个时候就会被传染。病毒会在局部潜伏下来并侵犯表皮细胞，进而逐渐增生增大，形成典型的菜花样或鸡冠样的赘生物，突起于皮肤表面。HPV 病毒并不会通过血液扩散到全身。病毒的潜伏期一般要 1～8 个月，平均 3 个月才会出现肉眼可见的尖锐湿疣的表现。

并不是所有感染 HPV 的人都会表现为尖锐湿疣。据统计，约有 15% 的感染者为潜伏感染和亚临床感染，只有约 1% 的感染者会出现典型的尖锐湿疣的表现。那么什么是潜伏感染和亚临床感染呢？潜伏感染是指 HPV 在进入皮肤和黏膜后，只是在那里寄居，并不导致皮肤和黏膜的改变，而亚临床感染是指感染 HPV 后，虽然没有长出典型的尖锐湿疣的疣体，但是我们通过放大镜、内窥镜或是用 3%～5% 的冰醋酸外涂后可以发现病灶。但不管是潜伏感染还是亚临床感染的人，他们都具有很强的传染性。

3. 尖锐湿疣会传染吗？

前面我们已经介绍过产生尖锐湿疣的根本原因是 HPV 感染，而 HPV 是寄生在人的皮肤和黏膜，并不会跑到血液当中去，所以尖锐湿疣可以通过皮肤接触传染，但大家不要过度担心，普通的碰触，如握手拥抱等并不会被传染。尖锐湿疣大多数情况下是通过性交传播的，因为私处温暖潮湿的环境非常适合 HPV 的生长繁殖，而且在性交的过程中私处的皮肤黏膜也容易破损，使得 HPV 有机可乘，通过伤口钻到皮肤和黏膜里。在极少情况下，HPV 也可以通过污染的内裤、浴盆、浴巾或是坐便器传播。

当然感染了 HPV 并不一定会出现尖锐湿疣，大部分感染的人属于潜伏感染和亚临床感染，真正出现肉眼可以看到的尖锐湿疣只是占 HPV 感染者的一小部分，有人称之为"冰山现象"，即临床上出现典型尖锐湿疣表现的人数就如同浮动在大洋中冰山露出水面的那一小部分，而巨大的冰山主体即 HPV 携带者及亚临床感染者还隐藏在水面之下。所以具有传染性的人群远远要多于真正有尖锐湿疣的人群。由此可见，HPV 的传播具有很强的隐蔽性和广泛性。

那么哪些人更容易得尖锐湿疣呢？首先肯定是有不洁性交或有多名性伴侣，其次是经常吸烟喝酒或者机体免疫力低下的人，同时

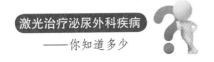

包皮过长、不注意个人卫生也会增加尖锐湿疣产生的可能。

4. 激光能治疗尖锐湿疣吗？

激光可以用来治疗尖锐湿疣。尖锐湿疣又称生殖器疣或性病疣，是一种由人类乳头瘤病毒引起的性传播疾病。潜伏期短者3周，长者8个月以上，平均为3个月。该病主要发生在性活跃人群，以20～30岁为发病高峰。发病很大程度上取决于接种的病毒数量和机体特异性免疫力。激光治疗尖锐湿疣通常用二氧化碳激光，采用灼烧法治疗尖锐湿疣，对于单发或少量发生疣体可行一次性治疗。对于多发或面积大的疣体，可行两到三次治疗，间隔时间一般为一周。

5. 激光治疗尖锐湿疣有什么优势？

尖锐湿疣治疗的方法比较多，最常用的方法是激光治疗，除了激光治疗还有其他方法，比如说冷冻治疗、电切治疗、光动力治疗及传统的手术治疗。激光治疗尖锐湿疣的优势主要表现在：①治疗方便。局部麻醉，门诊操作即可，不需要住院。②损伤小。激光治疗采用灼烧法治疗，术中不出现损伤小，并发症少。

6. 什么样的尖锐湿疣适合激光治疗？

尖锐湿疣发病很大程度上取决于感染的病毒数量和机体特异性免疫力。激光治疗尖锐湿疣病例尽量应选择单发或少发、疣体带蒂、疣体体积较小的患者。需要注意激光治疗主要是针对皮肤、黏膜表面疣体，但无法杀灭体内的病毒，因此激光治疗后应积极配合抗病毒治疗，从而减少疣体复发。

7. 激光治疗尖锐湿疣会影响性功能吗？

尖锐湿疣主要的治疗手段包括外用抗病毒药物、内服抗病毒药物以及物理治疗。而激光治疗是最常用的物理治疗手段之一，最常使用的是二氧化碳激光。利用二氧化碳激光产生的高温，可以破坏尖锐湿疣组织，抑制疣体生长，并能达到很好的创面止血效果。有些患者担心，使用二氧化碳激光治疗位于外生殖器部位的尖锐湿疣时，会不会影响性功能？其实这样的担心大可不必。影响性功能的因素众多，主要包括性激素、性神经、阴茎海绵体、生殖器血管功能及性心理等。激光治疗主要作用于皮肤表面的尖锐湿疣疣体组织。由于激光的作用深度一般较浅，所以对上述提及的性神经、阴茎海绵体等重要结构功能不会造成影响。而对于尖锐湿疣疾病的错误认知和对治疗的恐惧造成心理压力过大，情绪紧张倒是非常可能影响性功能。有研究发现尖锐湿疣患者得到有效的治疗后，其性功能反而能得到更好的保护。所以激光是治疗尖锐湿疣的有效手段，并不会影响性功能。

8. 激光治疗尖锐湿疣术后会复发吗？术后需要注意些什么？

尖锐湿疣是传染性很强、复发率特别高的性病。目前认为，很多因素可能与尖锐湿疣治疗后复发有关。其中包括多个性伴侣、性生活中未使用安全套、皮损数量多、皮损面积大、治疗不彻底、机体免疫力低下等。

激光治疗是尖锐湿疣常用的治疗手段，它可以快速消除尖锐湿疣疣体，治疗效果确切，同时具有创面愈合快、出血少等优点。但激光治疗是一种局部治疗，仅能消除局部的疣体，无法根除导致尖锐湿疣发病的根源——人类乳头瘤病毒。治疗过后，皮肤可能仍处于亚临床感染或潜伏感染状态，当患者免疫力降低时，潜伏的病毒常常会导致症状复发。在激光清除疣体的过程中，如果操作过程中手术区域保护不当，病毒可能会随着散落的疣体碎屑种植于周围皮肤。另外，如果激光烧灼深度不够也可能会导致症状复发。

激光治疗术后的主要注意事项包括：注意保持创面清洁，避免感染；注意休息，避免熬夜；均衡饮食，避免辛辣；适当体育锻炼，保持乐观情绪，增强免疫力；术后短期避免性生活，性生活过程中使用安全套；建议性伴侣同时进行检查治疗；定期复查。

（二）包皮过长和包茎

1. 什么是包皮过长？

　　包皮过长是指包皮覆盖尿道口，但是能上翻露出尿道口和龟头。根据阴茎勃起后龟头能否完全外露，包皮过长可以分为真性包皮过长和假性包皮过长。尤其是青春发育阶段以后的男性，如果阴茎勃起时仍不能主动露出龟头但用手辅助上翻可以露出龟头的，就是典型的包皮过长，这类男性应当尽早进行治疗。

2. 什么是包茎？

　　包茎是指包皮口狭小，导致包皮不能上翻显露阴茎头。患有包茎的男性可以表现为排尿时包皮前端鼓包（尿积留）、排尿困难、尿线细、龟头炎、包皮炎、包皮变厚颜色苍白等情况。包茎最常见的并发症有：

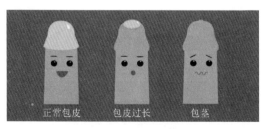

正常包皮　　　包皮过长　　　包茎

图 50　包皮的几种形态

（1）尿液积留于包皮囊内会经常刺激包皮及阴茎头，促使其产生分泌物及表皮脱落，形成过多的包皮垢。包皮垢呈乳白色豆渣样，有的可以从狭小的包皮口排出，有的可以堆积在冠状沟处，如黄豆大小，甚至被有些人误认为是肿瘤。

（2）长期排尿困难可引起直肠脱垂及腹股沟斜疝等并发症。

（3）龟头炎、包皮炎急性感染时，包皮黏膜潮湿红肿疼痛，可产生脓性分泌物，严重的还可以导致急性尿潴留。

3. 激光治疗包皮过长或包茎，与别的治疗方法有什么不一样？

治疗包皮过长或包茎，最常见的手术方式即是包皮环切术。有研究报道，包皮环切术可以明显降低性传播疾病和阴茎癌的发生率。目前包皮环切的术式多种多样，对于成年人来说最多的方式有传统包皮手术、一次性包皮吻合器法和激光包皮环切术。尽管目前的包皮手术技术和流程步骤已经非常成熟，但是为保证手术安全及更好的疗效，各种新的手术方法仍在不断改进中。

在诸多的包皮手术方式中，激光包皮环切术就是其中的一个相对比较新潮的方法，近年来尤其流行。与别的治疗方法相比，激光治疗包皮过长或包茎总体具有操作简单、术中出血少、病人痛苦轻、易为大众接受等特点。

（1）出血：包皮环切术虽然简单，但和其他大手术一样，出血依然是最常见的并发症。常见于皮缘或包皮内外板之间较大的血管出血，尤其以系带处为常见。应用激光行包皮环切术、术后出血量明显低于传统背切式包皮环切术。这归功于激光的高效止血功能。激光的大部分能量可以被细胞内外液体吸收，可以使其瞬间汽化并使有机物碳化。在高能聚集环境下小的血管可以被烧灼、凝固。因此在切割包皮的同时可以起到止血功能。

（2）术后疼痛：尽管包皮环切术术式不断得到改良，而且术中麻醉方式、术后止痛等也在学术界内部不断探讨研究，但是术后疼痛仍是一大问题，尤其对于低龄儿童患者在包皮环切术中、术后的疼痛，导致难以配合治疗，进而可能存在安全隐患。所以激光治疗另一优点就是可以大大降低患者术后疼痛以及患者因术后疼痛而导致的恐惧感。这可能与激光切割后在切口表面形成蛋白凝结物有关。该凝结物可以封闭神经末梢减轻疼痛。另外还可能因为激光手术降低了局部炎性反应，造成致痛的炎症因子释放减少，从而减轻疼痛。

（3）术后水肿：传统背切式包皮环切术后水肿病例明显多。这种现象可能与传统手术中过度应用电凝止血导致包皮组织过度损伤有关。然而激光应用于包皮环切，可以迅速止血，降低了因电凝止血导致的副损伤。且与电凝止血相比，激光能量在包皮组织中的传导亦明显低于电凝，因此手术切口周围组织副损伤亦降低。激光可以形成一界线明显而且范围较小的坏死带。相反，电凝止血会导致形态不规则范围较大的坏死带，从而造成较为严重的急性炎性反应。另外，激光在手术同时可以凝结、封闭淋巴管，减少淋巴液进入组织，从而降低水肿。

（4）愈合时间：激光应用于包皮环切术中，唯一缺点是其可能会导致切口愈合延迟。很多报道称发现高热汽化对包皮组织所造成的灼伤切口较锐性切割伤愈合晚。国外的学者认为这可能与激光在包皮环切手术时形成的薄层致密胶原蛋白凝集物覆盖在切口表面，

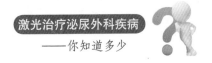

降低局部急性反应有关。

（5）其他并发症：包皮环切术常见的其他并发症还有术后感染、阴茎损伤、二次手术等。包皮环切术后切口感染往往由于术中无菌观念不强或过分电凝止血、术后尿液浸湿纱布等所致。而激光治疗包皮环切是非接触式治疗，能减少一定的感染概率。阴茎损伤多与术中操作不仔细，过度使用电刀、电凝等有关。而二次手术，多由于包皮切除过少、过多所致，这些均与术式关系不大，与操作者的经验更相关。

综上所述，已有不少学者认为激光应用于包皮环切术是一种安全、有效的技术，可以降低手术时间、减少手术出血及术后感染率等等。

4. 什么样的年龄治疗包茎或包皮过长最好？

一些国家或地区因宗教原因或民族习惯，出生后甚至新生儿期即常规行包皮环切术。比如以色列等部分西方国家的传统是在男孩出生后即进行包皮切割手术，部分非洲国家将包皮切割手术作为儿童成人礼的一个部分。在 20 世纪 60 年代，美国曾一度非常流行新生儿包皮环切术，但到了 20 世纪 90 年代，普及率从原来的 90%降到了 64%，而且还有进一步下降的趋势。所以不同年代、种族、信仰、文化等，对于包皮环切手术的最佳年龄均尚未有统一的标准，5 岁只是一个较为被大众所接受的标准。总体而言，治疗包茎或包皮过长宜早不宜迟，建议在男孩子入学前或者在青春发育前完成手术。当然，具体还是需要根据患者的情况及家长的要求灵活掌握。不管年龄，如果出现以下情况，都建议进行包皮环切术：包皮口有纤维性狭窄环；反复发作阴茎头包皮炎；5 岁以后包皮口狭窄，包皮不能退缩显露龟头；包茎伴有膀胱输尿管反流。

5. 激光治疗包皮过长或包茎患者痛苦吗？需要上麻醉吗？

激光治疗包皮环切术手术时间短，创伤小，手术过程痛苦少。这个手术大多数患者仅需要局部浸润麻醉即可：用 2% 利多卡因在阴茎根部进行神经阻滞麻醉。对于部分小年龄不配合的患儿，可以采用常规喉罩麻醉甚至全身静脉麻醉等方式，使包皮环切术在完全无痛状态下完成。

6. 激光治疗包皮过长或包茎会影响性功能吗？

曾有澳大利亚悉尼大学莫里斯（Morris）教授对比采集了 19542 名未行包皮环切术的男性与 20931 名已行包皮环切术的男性的信息，分析了两类男性的勃起功能、是否早泄、射精潜伏期、性高潮困难以及射精疼痛等各项数据，发现未行手术的男性在性交时疼痛感更为常见，而已行手术的男性的勃起功能障碍的发生率明显降低 64%。包皮环切术对于男性性功能整体而言具有正面积极的影响。激光治疗作为包皮环切术的手术方式之一，只要操作得当，术中控制好激光的功率和切割深度，不会造成对性功能的负面影响。

包皮手术后最常见的短期并发症为：由于龟头外露，造成龟头敏感性增强，部分病人术后会出现早泄。这个症状一般在龟头适应外露状态后会逐渐减轻，部分病人远期反而会出现性交快感比术前降低的问题。另外，包皮手术后建议不要过早进行性生活，以免影响局部创口愈合。

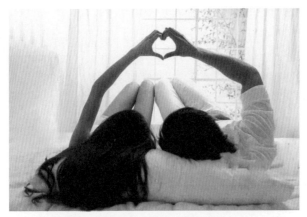

图 51　关注泌尿健康，享受美好人生